九成肩颈疼痛
不治疗、不按摩就能好

# 别把肩颈疼痛

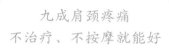

島田弘 / 著

卢晟晔 / 译

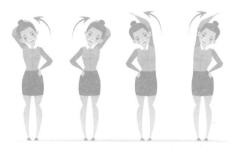

天津出版传媒集团

天津科学技术出版社

著作权合同登记号：图字02-2016-192号

图书在版编目（ＣＩＰ）数据

别把肩颈疼痛不当病 / （日）島田弘著 ；卢晟晔译
. -- 天津 ：天津科学技术出版社，2016.11
　　ISBN 978-7-5576-1861-2
　　Ⅰ．①别… Ⅱ．①島… ②卢… Ⅲ．①颈肩痛—诊疗
Ⅳ．①R681.5

中国版本图书馆CIP数据核字 (2016) 第254651号

责任编辑：方　艳　张建锋

**天津出版传媒集团**

**天津科学技术出版社出版**

出版人：蔡　颢
天津市西康路35 号 邮编300051
电话： （022）23332695
网址：www.tjkjcbs.com.cn
新华书店经销
北京鹏润伟业印刷有限公司印刷

开本710×1000 1/32　印张5.5　字数130 000
2016年11月第1版第1次印刷
定价：32.00元

# 前　言

你是不是也经常遇到这种情况："肩颈疼痛，去按摩店按摩了，但是肩颈疼痛却始终不见好转""肩周炎越来越严重，最近脖子和后背都开始僵硬了"……这些以前觉得只有人老了才会出现的毛病，没想到出现在了自己身上。

现在手机越来越普及，很多白领上班对着电脑办公，下班对着手机，夏天对着空调吹冷气，渐渐地就觉得肩膀酸酸的，变得僵硬，容易疲劳，日积月累就成了肩周炎。平常自己也敲打敲打，伸展伸展，偶尔去找按摩师按摩，却总是不见有效果。

据说，全世界每十人当中有就有一人患有肩颈疼痛。据调查，对某种疾病的报告者的概率（1000人中有自觉症状的人数）中，肩颈疼痛排名第五，其中男性第二，女性位居第一。女性患有肩颈疼痛的人数竟然高于男性的2倍。我们这本书里主要阐述日常不良习惯导致的肩颈疼痛。


让很多人苦恼的肩颈疼痛，大概可以分为2种类型。

① 本态性肩颈疼痛（不是疾病引起的）

② 症候性肩颈疼痛（疾病引起的）

其中，特别是疾病引起的肩颈疼痛，应该在医院接受治疗。

而我们这本书是为了帮助那些不是因疾病引起的肩颈疼痛而苦恼的人们所写的。

我还想进一步介绍，患有肩颈疼痛的人如何轻松地通过简单的运动消除肩颈疼痛，和如何锻炼从根本上预防肩颈疼痛的身体。

## ▲只是治疗肩膀是解决不了肩周炎的

"肩膀酸痛啊"，当你有这种感觉的时候会怎么做呢？也许是转动脖子或肩膀，或自己啪啪地捶打肩膀吧。

即使这样做也没有感觉好转，那么还要敷热毛巾吧。

但是，遗憾的是，肩膀不舒服就只是去治疗肩膀，是解决不了肩颈疼痛的。

而且，像转动肩膀这种简单的动作，很少有人能够正确地活动；敷热毛巾只是暂时缓解疼痛而已；"用力按摩"也只能使肌肉组织感到疼痛，有时反而还会起到反作用。

## ▲真正的解决肩颈疼痛的方法是什么

解决肩颈疼痛的要点有以下的两点。

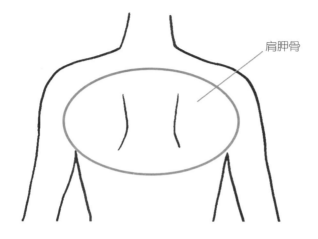

肩胛骨

① 锻炼出适当的肌肉

② 正确地活动肩胛骨

在书中，我将围绕这两点进行说明。

为什么说，正确地活动肩胛骨很重要呢？因为肩颈疼痛是肩胛骨的活动不好引起的。

肩胛骨基本的活动形式有六种。

正确地活动肩胛骨，就能解决肩颈疼痛的问题。书中还介绍了，很多正确地活动肩胛骨的训练方法。按照这些训练方法锻炼，就能治疗肩颈疼痛。


## ▲有肌肉的话，肩颈疼痛就会好吗

走路或坐着的时候，你的姿势是怎样呢？

"平时没有太在意自己的姿势，所以不清楚"，也许很多人都会这么回答吧。

并不是要讲什么"反躬自省"，但是请大家注意看一下路上的行人和坐在办公室里的同事们的姿势吧。

也许你已经注意到了他们的后背都是弯曲的（现在，正读这本书的您，姿势又是怎样呢？）。

实际上，正是这种姿势导致了肩颈疼痛。

不知不觉中形成的这种姿势是，应该长肌肉的部位没有长肌肉，或即便是有肌肉也是没有正确地使用导致的。

即，形成了"没有肌肉"→"造成不良的姿势"→"越来越活动不了肌肉"→"肩颈疼痛加重"的结构。

持续不良的姿势指的是，肌肉长时间的处于拉伸的状态，或处于收紧的状态。这些状态都会给肌肉带来很大的压力。

如果不活动肌肉，肌肉就会变得僵硬。

我们的身体是随着环境而变化的。

所以，每天持续不良的姿势，久而久之肌肉就会适应这种状态，然后变成习惯。

书中还介绍了，不得肩周炎的身体训练方法，这其实就是为了塑造一个不得肩周炎的身体=优美的姿势。

即，从整体考虑就是，改善姿势+改善肩胛骨的活动+提升肌肉的力量。

那么，让我们一起塑造一个不得肩周炎的身体吧！

# 目 录
# Contents

## 第一章 肩颈疼痛应不应该去找专业人士按摩

## 第二章 治疗肩颈疼痛的关键是"肩胛骨"和"头部的位置"

# 第三章 自己治疗肩颈疼痛

## 第五章　更好地解决肩颈疼痛的方法

# 第一章
## 肩颈疼痛应不应该去找专业人士按摩

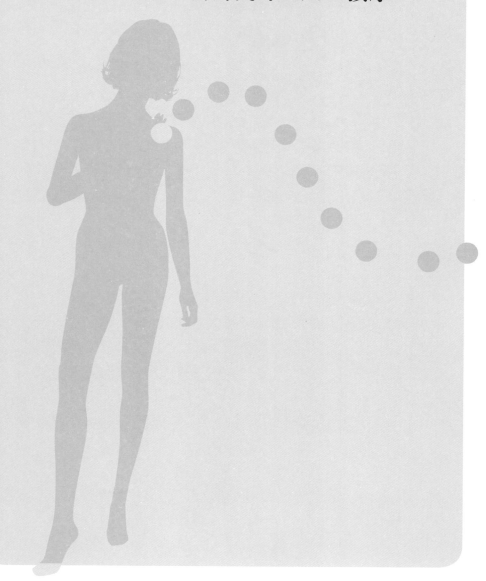

## 高科技产品促使肩颈疼痛患者急剧增加

前言中也提到了，近几年患有肩颈疼痛的人数急剧上升。其中最主要的原因就是长时间使用"智能手机"和"电脑"。

如今，在我们的生活中越来越不可缺少的智能手机、电脑、IPad等这些方便的工具，成为肩颈疼痛的罪魁祸首。

为什么智能手机会引发肩颈疼痛呢？

因为我们在使用这些设备的时候，头部是向前倾着的，所以长时间支撑头部的肌肉（斜方肌）承受较大的负荷。

长时间保持这种姿势，脖子和肩膀就会变得僵硬。

而且，处于这种姿势的状态下，腹部的肌肉是松弛的。如此一来，无论我们是站着或是坐着，腹部始终会不用力，所以身体也就失去了平衡，继而，渐渐失去了原有的、理想的S型脊椎了。

## 方便、先进的科技加速了肩颈疼痛

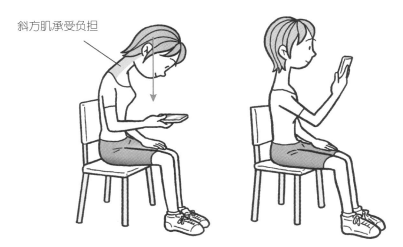

斜方肌承受负担

▲智能手机引发了肩颈疼痛…

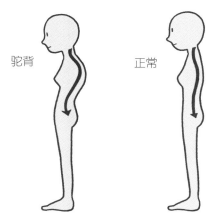

驼背　　　　正常

▲长期使用IT设备，容易驼背

## 年轻的女性中也有很多人患有肩颈疼痛

近年来，长期坐着造成肩膀和头部向前倾的年轻女性的数量越来越多，因为腹部长时间不用力，造成后背的肌肉始终处于延伸的状态。长期保持这种姿势，就容易造成肌肉僵硬。

如果肌肉长时间处于延伸或缩紧的状态，就很容易出现僵硬、疼痛等症状。

患有肩颈疼痛人的数量有增无减就是因为，平时采取不良姿势的女性越来越多的缘故。

### 姿势影响肩颈疼痛

随着年龄的增长，身体姿势也随之变化

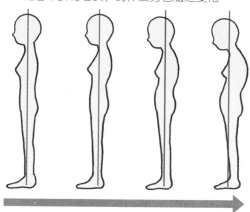

随着背部肌肉的衰老，身体变成了驼背

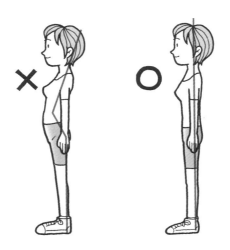

▲ 年轻的女性中有很多人的站姿不正确

# 越追求时髦，越容易患上肩颈疼痛

## 高跟鞋

生活中还有很多时尚的东西会引发肩颈疼痛，比如高跟鞋。

通常我们走路时，向前迈的腿部膝盖是自然伸直的，然后脚着地。但是，看一下穿高跟鞋走路的女性们的姿势，就会发现她们的膝盖是弯曲状态下脚着地的。

这种走路方式给身体带来了很大的负担，所以很多人患上了腰痛和肩颈疼痛。

时装模特们看起来很潇洒地在一条直线上移动着步伐，但是事实上，这是一种不自然的走路方式，而且这也只是那一瞬间的走路方式而已。

在两条线上步行才是人类自然的走路方式，右脚和左脚应在不同的线上移动。

也就是说，因为在不同的两条线上行走是正确的，所以在一条直线上行走是不自然的。而且，这种走路方式对腰部和脚腕带来很大的负担。

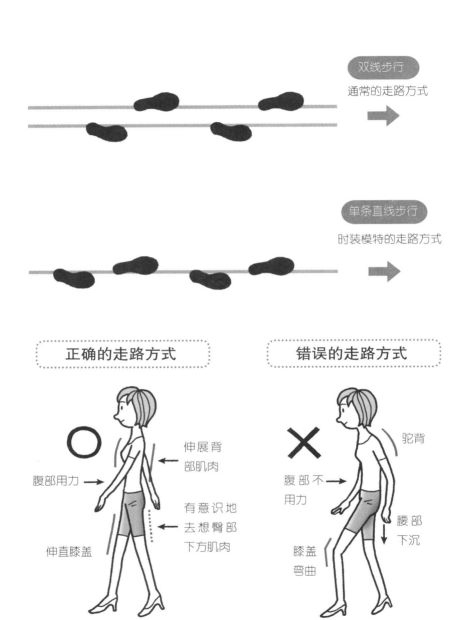

双线步行

通常的走路方式

单条直线步行

时装模特的走路方式

正确的走路方式

伸展背部肌肉

腹部用力

有意识地去想臀部下方肌肉

伸直膝盖

错误的走路方式

驼背

腹部不用力

腰部下沉

膝盖弯曲

　　如果鞋的后跟高，身体的重心就会前倾，相当于用脚趾头站立。这样腰部就容易弯曲，身体就会变形。不得不遗憾地说，穿不惯高跟鞋的人走路的样子，看起来真的不好看。为了解决这个问题，可以用一种能塞到脚尖、脚面、脚背部的商品。

　　正确的站立姿势应该是，将重心放在脚后跟内侧、脚掌后面的地方。因为这种姿势能够"用骨头站立"，所以这样就不用费多余的力气，能够轻松地站立。

　　因为好的姿势=用骨头站立，所以肌肉不用费多余的力气。

　　膝盖下方内侧有个叫胫骨的粗骨头，把重心放在这里，就能轻松地站立。胫骨的一端在脚心稍微靠后的地方，所以将重心放到这个部位站立是一个很好的姿势。如果穿高跟鞋，就不能将重心放到这个位置上。

　　重心前倾，支撑身体的是大脚趾的根部和脚尖的地方。这种姿势看起来就像从后面被人按压住了似的。

　　这样的话，脖子的位置就会偏移，为了拉回偏移的脖子，肌肉就得用力，如此一来，后背就会变得僵硬。

　　穿高跟鞋特别耗费体力。穿高跟鞋努力锻炼，或许也能有好的姿势，但是不管怎么说，高跟鞋并不是平时能轻松方便穿的鞋子。

　　穿高跟鞋会给人感觉比较正式、好看，所以偶尔穿也可以。但是，平时穿高跟鞋是否合适？我个人对此还是持保留态度的，因为模特们平时穿的也是平底鞋。

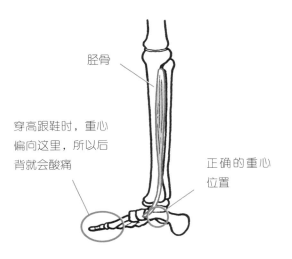

胫骨

穿高跟鞋时，重心
偏向这里，所以后
背就会酸痛

正确的重心
位置

## 首饰

项链等饰品和手表，有时也会引起肩颈疼痛，继而发展成肩颈
疼痛。

手表的重量虽然不足1千克，但是对于没有体力的人来说，身体
末端稍有重量的东西也会给身体带来负担。

手脚的末端有带有重量的东西，身体就会容易被摇摆，肌肉就
会承受较大的负荷。

比如项链，有的人多加一个吊坠就觉得沉；有的人挂几个像锭
子一样沉的饰品也觉得没关系。所以，佩戴项链的感觉是因人而
异的。

还有，这不仅是重量之差的问题，同时也是皮肤感觉的问题。

没有感觉的人也许不明白，但是有感觉的人对重量是比较敏感的。所以，脖子就会用力，结果就会导致肌肉酸痛。

如果佩戴饰物，没有多少感觉，那么就不会有什么问题。但是，如果能感觉到"佩戴饰物"，那么说明身体在意识那个部位，就容易紧张起来，所以就容易造成肌肉酸痛。

男士戴领带也是同样的道理。

既然知道高跟鞋、饰品会引起肩颈疼痛，那么，我们就应该考虑如何取舍。

以前我们不了解，所以穿戴这些，现在开始试着穿低跟的鞋，根据场合佩戴饰物吧。

## 女士内衣

"请把胸挺起来"，当我这样要求她们的时候，很多女性只是把腰部翘起来，而不能很好地打开胸部（第三章里会有详细的说明）。

她们看起来像挺胸了，但实际上并没有真正地挺起胸腔。

这是因为挺胸活动与肩胛骨的活动是互相关联的。肩胛骨活动不好的人，胸部的活动也不好，继而也不能很好地打开胸部。

穿着尺寸不合身的内衣时，身体会被勒紧，或肌肉被痛苦地拉伸，肩胛骨也就不能自由地活动。

这样的话，肩膀就会酸痛，也就容易引起腰痛。

胸部长期被勒紧的话，肌肉就会紧缩，慢慢地就会变僵硬。

紧身的内衣会压迫胸廓，对肩胛骨和胸廓的活动不利，所以会引起肩颈疼痛。

对女性来说，内衣给身体带来的影响很大。

不合身的内衣勒紧身体，身体就要浪费多余的力量做一些勉强的活动。

把胸廓想象成手风琴，就会容易理解。手风琴的风箱部分就是肋骨。也就是，慢慢地打开风箱和慢慢地打开肋骨和肋骨之间是同样的道理。

## "酸痛"到底是什么

其实，医学界关于"酸痛"一直没有一个准确的说法。

通常"酸痛"指的是，血液循环不畅通，体内堆积了疲劳物质（具有代表性的是乳酸和氢离子），这些疲劳物质刺激神经引起了酸痛。

如果肌肉长时间处于紧张状态，血液循环就会不畅通，那些部位的氧气就不能正常运输，氧气不足就容易导致疲劳物质堆积。

也就是说，酸痛是血液循环的问题。

跪着的时候，脚发麻过吗？这时候的"发麻"是由神经被压迫和血液循环不畅通、脚尖没有充分的氧气而造成的。

如果长时间保持血液循环不畅通的姿势，那么被压迫的肌肉就会感觉"麻木"，这种状态也就会引起"酸痛"。

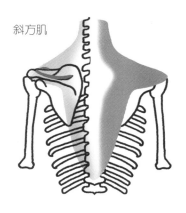

斜方肌

接下来，我们来看一下肩颈疼痛的情况吧。

据说，头部的重量大概是6千克。这大概是稍微大一点儿的西瓜的重量。没想到有这么重吧？脖子到后背有个叫"斜方肌"的肌肉，牵引、支撑着头部。牵引指的是肌肉努力保持收紧的状态。

由此可见，肩颈疼痛是由肩膀周围肌肉的疲劳造成的。

前面也提到，长时间看书，头部就会一直处于向前倾的姿势，斜方肌也就会一直处于要收缩的状态。

这样的话，肌肉内部血管的血液循环就会不畅通，氧气的供应也会不足。氧气不足时，肌肉内部就会堆积疲劳物质。这样一来，肌肉就会感到疼痛和紧绷，这就是所谓的"酸痛"。

## 热敷还是冷敷？药物只是让我们感觉病好了

经常有人问我："肩颈疼痛敷湿毛巾，有效果吗？"

敷湿毛巾有热敷和冷敷两种。

有的人认为，如果敷湿毛巾，那个部位就会变凉或变热。实际上，那只是皮肤感觉而已，身体里并没有变凉和变热。

所以，扭伤的时候用湿毛巾敷，"嗖"地感觉很凉，但其实一点儿都没有变凉。

用冰块冰敷才是真正能够冷却到深层的；湿毛巾里添加止疼药，或许能够减轻疼痛，但是身体并没有变凉。

在酸痛的部位上，敷上含有镇痛剂的湿毛巾，感觉会好一些。

其实，这只是因为药物的作用稍微减轻了疼痛感而已，没有从根本上解决问题。这只是用镇痛剂和消炎药解决了一时的问题。

所以，只是想要缓解一下疼痛，用湿毛巾敷一下也无妨。但是要想从根本上解决肩颈疼痛，就应该从改变自己的身体做起。

## 用力按摩会破坏细胞组织

我也不推荐用力按摩肩膀。

接受按摩时感觉很好，病也好像好了似的。其实，这与敷湿毛巾是一样的，没有从根本上解决问题。

有的人向按摩师要求"请用力按摩""使劲儿按摩"，他们喜欢力度大的按摩。在无力的状态下接受力度很大的按摩，会伤害到身体，所以接受按摩的人为了守护身体，也会用力。这样的按摩就成了单纯的力量的抗衡。

这时受伤最厉害的是细胞。用力的按摩使得细胞不断地受到伤害。

用力按摩会损伤各个细胞组织。

其中，肌肉组织和毛细血管的损伤最大。

接受力度很大的按摩的第二天，有没有感觉好像又接受了"再次按摩"似的。

"再次按摩"正是细胞受损、发炎的证据。

"如果感觉不到稍微疼的话，就好像没有按摩似的"，遇到这么说的人，我就会说："这是一个很危险的信号啊"。

如果一直接受力度大的按摩，组织细胞就会变硬。

因为人体是随着环境的变化而变化的，所以当细胞组织受到破坏的刺激时，身体就会努力变成能够抵抗刺激的身体。

如此一来，肌肉不是变得越来越强壮，而是变得越来越僵硬。

这就如同越来越变质的橡皮一样。

变质而且失去弹性的橡皮一拉伸，"啪"地就会断开。试想一下，如果我们的肌肉处于这种状态，那么将会怎样？

用力地按摩只会用力地破坏细胞组织，所以以后不要再接受力度大的按摩了。

按摩或捶打解决不了肩颈疼痛，因为这没有从根本上解决问题。

有时，按摩或捶打好像立竿见影似的，但是之后又不得不"再按摩""再捶打"，这样做是没有止境的。

湿毛巾、按摩只是对肩颈疼痛的一种应急措施而已。要想使身体不得肩颈疼痛，最好的办法就是训练。训练很麻烦吗？

从长计议，锻炼肌肉是彻底地与肩颈疼痛告别的最有效的投资。

## 自己诊断肩颈疼痛吧

下面介绍一种自己能够诊断肩颈疼痛的简单的方法。有下面情况的人可能患有肩颈疼痛，或是肩颈疼痛的准患者。

① 自己稍微用力捏上臂的肱二头肌，也就是肌肉疙瘩周围，如果感到疼痛，那么大体上已经患有肩颈疼痛了。

②用力地捏上臂的肱三头肌，也就是上臂的水平下方部分，如果感到疼痛，那么可能患有后背僵硬。

③用力地捏上臂的肱三头肌两侧，也就是胳膊内侧根部附近，如果感到疼痛，那么说明背部僵硬已经很严重了。

④直接捏肩膀看看吧。而且，胳膊的①和②都疼的人是肩膀和后背整体都僵硬了。

上臂内侧的肌肉（肱三头肌）和肌肉疙瘩（肱二头肌）都是付在肩膀周围的肌肉。

经常在办公室里工作的人，由于长时间弓着背工作，所以就成了肩胛骨脱离背骨的状态（驼背）。

这种姿势使上臂的肌肉一直处于收紧的状态，所以这些肌肉就会变得越来越僵硬，也开始疼起来了。

肌肉原本就是处于要收缩的状态。

但是，肌肉长时间处于过于收缩的状态，即一直保持同样的姿势的话，对肌肉是很不好的。

　　僵硬使肌肉处于紧缩的状态。这种僵硬会慢慢往下延伸。所以病情严重的人，即使只是碰到手腕附近也会大叫："哎呀！疼！"

　　患有肩颈疼痛的人，整个胳膊肌肉都是绷得紧紧的。

　　"指尖怎么会疼呢？"，"感到麻木"的时候，多数是由肩颈疼痛引起的。

　　这是因为疼痛不再是一个"点"的问题，而是已经扩大为"面"的问题了。

## 做一下"酸痛"的自我检查

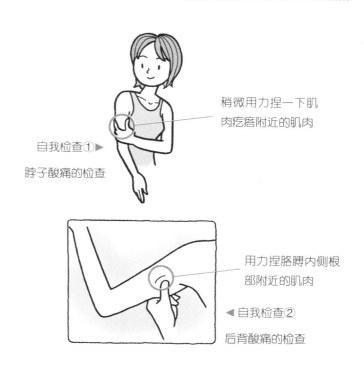

稍微用力捏一下肌肉疙瘩附近的肌肉

自我检查①▶
脖子酸痛的检查

用力捏胳膊内侧根部附近的肌肉

◀自我检查②
后背酸痛的检查

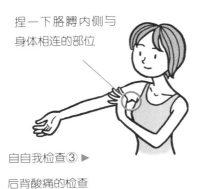

捏一下胳膊内侧与
身体相连的部位

自自我检查③ ►

后背酸痛的检查

## 适当锻炼出肌肉，形态也会变好看

肩颈疼痛是肌肉的问题。

所以，没有肌肉的女性比有肌肉的男性更容易得肩颈疼痛。

我没有遇到过，平时认真进行肌肉锻炼的人得肩颈疼痛的情况。乍一看，有肌肉的胳膊因其重量会引发酸痛，但是肌肉的力量更大，所以不会有问题。

热爱健身的东京大学教授石井直方也说："因为平时锻炼斜方肌，所以没有肩颈疼痛"。

男性当中患有肩颈疼痛的人，要么是体力差的人，要么就是啤酒肚等因素导致腰部上翘的人。腰部过于翘起来，为了保持身体前后的平衡，头部就会偏离，这样的话就会出现肩颈疼痛。

所以，做减肥运动解决啤酒肚的同时，也要锻炼斜方肌等肩膀周围的肌肉，以及为了保持良好的姿势所需的腹肌和背肌。腹部不用力，肯定会出现肩颈疼痛。

继而，为了保持良好的姿势，腰部周围肌肉和臀部的肌肉也应该结实。因为臀部不用力，所以腰椎前凸的年轻女性很多。

锻炼出适当的肌肉，对治疗肩颈疼痛以及拥有良好的形态都很有必要。

## 把印象（大脑）和实际行动（肌肉）紧密地联系起来

即使肩膀没有感觉到酸痛，也不能做俯卧撑，这样的人也是比较容易得肩颈疼痛的。

换言之，女性中能够做俯卧撑的人，肯定不用担心得肩颈疼痛。

但是，大部分的女性没有做俯卧撑的体力，或是即使有体力，也不知道用力的方法。

说起俯卧撑，很多人就按照字面意思理解为，俯卧撑是锻炼胳膊的训练，实际上这是一种锻炼全身的运动。尤其能够锻炼胸部、肩膀、胳膊。即使不做俯卧撑，只是做俯卧撑的姿势，也能锻炼腹部和背部肌肉。

最理想的姿势是，头部到脚后跟成一条直线。如果不能做这个姿势，那么说明您的身体是容易得肩颈疼痛的身体。

大部分的女性，腰部弯曲或腰部上翘。

即使起身的时候，腰部也不能弯曲。

如果"腹部肌肉太弱"，或"腹部没有用力"，那么就做不了俯卧撑。

自己可能觉得自己的姿势很正确，但是实际上腹部下垂的女性很多。

有些女性说"我不得不参加健身俱乐部了"，她们中有些人或许能做俯卧撑。但是我指导的女性中，从一开始就能做俯卧撑的人很少。

她们刚开始的时候，一个俯卧撑都做不了，后来通过训练慢慢地用正确的姿势做20个左右。而且，肘部的弯曲也很大，胸部几乎能着地面。

如果大脑和肌肉的联系不好，就不能做准确的动作。

姿势的不正确说明，肌肉没有准确地接受到大脑的命令，或与此相反，大脑没有发出准确的命令。不管是哪一种，都应该进行大脑和肌肉的训练。

专业的运动员，同样的动作和姿势几千几万遍地重复训练，就是为了掌握准确的动作，强化大脑与肌肉的联系。

为了把自己的印象（大脑）和实际行动（肌肉）紧密联系起来，就应该反复地训练。

如果肌肉没有用力的话，那么即使自己认为姿势很正确，也会成为插图中的"×"的姿势。

## 能正确地做俯卧撑吗？

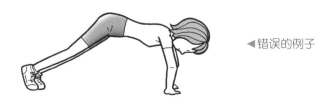

◀错误的例子

两手宽与肩宽一致，置于胸前，肘部向外

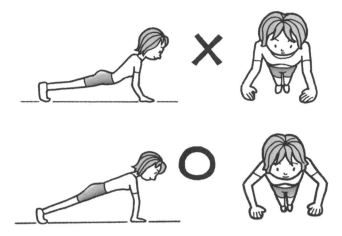

腰部不要下沉，稳住身体的轴线。肩膀不要向后拉

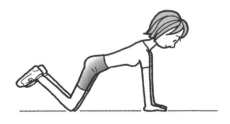

◀ 膝盖着地做一下俯
卧撑。手腕最好置于
肩膀的垂直下方

## 患有肩颈疼痛的人，做不到正确地活动肩胛骨

同俯卧撑一样，大家以为自己能做到，其实做不到的还有肩胛骨的活动。

当要求"只是把肩膀往后转动"时，大部分的人只是把肘部稍微弯曲，放到身体前面。

他们自己以为做到了，而实际上肩膀没有往后转动，只是将肘部弯曲，做了相似的动作而已。也就是说，肩胛骨并没有按照自己的想法去活动。

大家都很容易做肩膀向前转动的动作。因为肩膀向前的姿势，和平时看电脑的姿势一样。

但是不能做与之相反的动作。只能做到将肘部弯曲，手指向前的动作。

即使做不好这个动作，也不用担心。因为这是意识的问题。只要有意识地想"肩膀往后"，就能做到不弯曲肘部，只是让肩膀往后转。

今后，只要认真训练，就一定能转动肩膀。

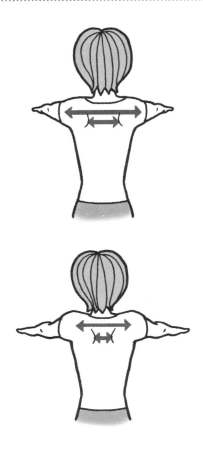

把胳膊抬直，有意识地去想肩胛骨，反
复做做看看吧。能够正确地活动吗？

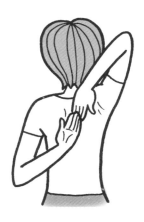

　　再确认一下另一个动作吧。在后背上，转动双手。双手手指能接触的话，说明肩胛骨活动很好。交替双手活动时，有差别吗？

# 第二章
## 治疗肩颈疼痛的关键是"肩胛骨"和"头部的位置"

## 肩颈疼痛有三种类型

虽然都叫"肩颈疼痛",但是实际上每个人肩膀酸痛的部位有所不同。

根据姿势分类,可以分为以下三种类型。

① 肩膀酸痛类型

② 脖子酸痛类型

③ 后背酸痛类型

大家请看一下插图。依次是正常的、肩膀酸痛类型、脖子酸痛类型以及后背酸痛类型。

肩膀酸痛类型和脖子酸痛类型相似,所以容易混淆。脊椎骨弯曲和驼背不一样。

弯曲弧度接近脖子的是"脖子酸痛类型"。

# 肩膀酸痛类型

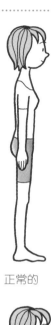

正常的

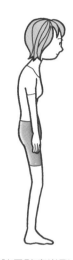

脖子酸痛类型

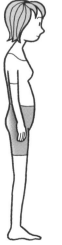

肩膀酸痛类型

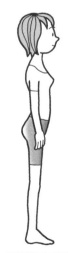

后背酸痛类型

## 不正确的姿势既不好看，对身体也不好

前面也提到过，肩颈疼痛大体上是由"不良的姿势"引起的。

"不良的姿势"指的是，耳洞、肩头、大腿骨一端（大转子）、膝盖、脚踝骨没有在一条直线上。

造成不良姿势的最主要的原因是头部向前倾。

肩膀酸痛类型、脖子酸痛类型会造成头部向前倾的姿势。

头部向前倾的话，后背就会弯曲，结果就会变成驼背。

头部向前倾指的是，头部从脖子的正上方方向前偏移。

如果6千的头部向前偏移的话，脖子后面的斜方肌（上部）为了把头部拉回，不得不用力。

头部的后面堆积肉、出褶的人，大多患有肩颈疼痛。

而且，后背酸痛类型的一个特点是，女性居多，男性较少。

乍一看，这种后背酸痛类型很像是模特的姿势，所以，很多女性觉得这个姿势很好看、很漂亮。

但是，如果从后背到腰的部位翘起来，那么为了保持身体前后的平衡，脖子必然会向前移，而且头部越向前移，腹部也会越来越向前伸出。

即后背和腰部翘起来的这种姿势，容易使腰部和后背疲劳，容易使后背大面积（特别是肩胛骨附近）的部位产生疼痛和酸痛。

说到"不良的姿势"，很多人只是想到看起来不好看。实际

上，不正确的姿势容易引起肩颈疼痛。

所以说不良的姿势既不好看，对身体也不好。

头部没有向前倾，头部在脖子的正上方的姿势，看起来也好看，对身体也好，可以称为没有肩颈疼痛的身体。

## 肩颈疼痛的实质是肩胛骨被压迫

综上所述，可以概括为以下几点。

➡ 肩胛骨的活动对肩颈疼痛有很大的影响。

➡ 头部的位置对肩颈疼痛有很大的影响。

➡ 不良的姿势、肌肉无力对肩颈疼痛有很大的影响。

即使年纪大了，也能增强体力；如果不会锻炼方法，动作有错误，也可以训练大脑和肌肉之间的互动。

不会骑自行车的时候，练习阶段伤痕累累，很痛苦。但是一旦骑上了自行车，就能一直骑了。开车也是，第一次不知道怎么开车，但是通过练习，不知不觉中就能够自然地把车开到高速公路上了。

既然我们能够操作并不属于自己身体的东西，那么为什么就不能掌控自己的身体呢？我觉得，这是意识的问题。

考驾照的时候，有没有过这种经历呢？心里有没有默念"开车吧"。

开始的时候，总是想着"要看后视镜""要换排挡"，后来不知不觉中这些都成为连贯的动作，变得很平常了。找到了感觉，不用刻意去意识，也能很好地开车了。

自己的身体也是同样的道理。

"因为是自己的身体，所以肯定能随心所欲地活动"，也许很多人会有这种想法。但是，实际上能够很好地活动自己身体的人并不多。

这是因为对自己身体的意识还不够。

所以，同考驾照时候的情况一样，应该去意识到每一个动作。

在去意识每一个动作时，不知不觉中这些动作就自然地成为平常的行为了。

## 大脑与其他部位的肌肉的关联活动也很重要

接受我指导的几乎全部的人，刚开始都不能活动肩胛骨。后来按照我指导的训练，能够活动肩胛骨了。

肩胛骨是夹在肌肉中间的骨头，肩胛骨的活动不好指的是单纯的肩胛骨周围的肌肉活动不好的情况。

肩关节是自由度很高的关节。而且，与之有关的肩胛骨也一样，如果肩关节没有异常，就能够大幅度地活动。

如果不能正常活动，说明某一处的肌肉出现了问题，或是如前面所讲的，与大脑的联系出现了问题。

如果能够正常活动，肩颈疼痛也一定能得到改善。

## 一个部位的不适会影响整体

肌肉不是一个一个地连接在一起的，而是通过筋膜连接在一起的。

所以，如果某一处的肌肉出现了问题，那么通过筋膜连接在一起的整个肌肉都会变得不好。

肌肉状态不好的话，用手按压时就会感到疼痛。

用手去摁身体的各个部位，用同样的力度按压时，有感觉疼的部位，也有不疼的部位。

按压时感到疼痛，说明堆积了一定的应激反应。

比如，肩膀活动不好的时候，胳膊的活动也会变得不好。

胳膊堆积疲劳的话，胳膊的状态就会变得不好，所以肩颈疼痛严重的人，胳膊也是僵硬的。

如果给这样的人按摩，他们可能会感觉舒服，但是那只是局限在当时，并没有解决实质的问题。

如果想缓解酸痛，就应该从手指或手腕等末端开始舒缓，这样才会有效果。

## 这是引起肩颈疼痛的肌肉

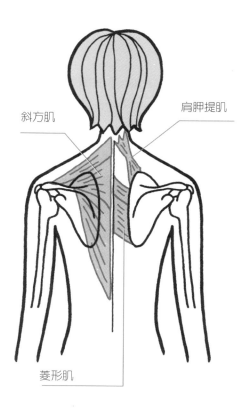

斜方肌

肩胛提肌

菱形肌

▲各个部位肌肉的疲劳引起肩颈疼痛

## 胳膊不是从肩膀开始的

我们在考虑肩颈疼痛的时候，通常只会想到肩膀周围的肌肉，但是其实其他部位的肌肉也很重要。

据说，一旦过了30岁，肌肉数量就会减少。

换言之，如果过了30岁得了肩颈疼痛，又不采取任何措施，那么肩颈疼痛始终都不会好。

为了避免这种情况的发生，首先应该恢复肩胛骨正常的活动。

但是，老年人开始有驼背迹象的情况，就不能用同样的方法锻炼。后背的弯曲，也许是骨质疏松症的症状，所以应该先去看专业

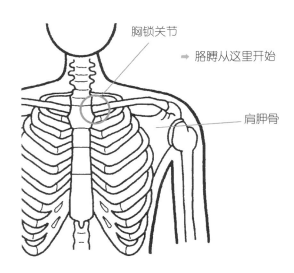

胸锁关节

➡ 胳膊从这里开始

肩胛骨

医生。

除此之外，基本上任何年龄层的人都能锻炼肩胛骨。

这里有一个问题。上页图中，胳膊是从哪里开始的呢？

正确的答案是，胳膊是从身体前面的胸锁关节和身体后面的肩胛骨开始。

也就是说，胳膊不是从肩膀开始的。

因此，如果胸锁关节和肩胛骨的活动不好，肩膀的活动也会不好。

如果肩膀在活动不好的状态下，勉强去活动，那么只会引起肩膀周围的疼痛。为了活动好以上的关节，在日常生活中应该把这样的话当作口头禅吧："要活动胳膊，就从肩胛骨开始活动！""活动胳膊从胸锁关节开始！"

很少有人知道，把胳膊向两侧抬起来也能活动肩胛骨。更确切地说，胳膊与身体成30°左右时肩胛骨并没有活动，再往上抬一些，胳膊和肩胛骨才能都活动到。

## 最重要的是胳膊和后背的协作动作

小心地将胳膊从身体两侧抬至耳朵两边。

这时候胳膊转动了180°。开始的30°左右，不活动肩胛骨也能抬起胳膊。但是，过了30°以后，抬胳膊就成了肩胛骨与胳膊的协作活动了。肩胛骨每活动1°，胳膊就会活动2°，就这样肩胛骨与胳膊以1∶2活动比例，抬起胳膊。

这种"肩胛骨与胳膊的骨头（上腕骨）活动的协作活动"，就叫肩胛骨上臂协作活动。

很难抬起胳膊、肩膀周围感觉不协调的人，可能是肩胛骨与胳膊的协作活动受到破坏了。

这种情况，自己很难判断，所以建议去看健身教练或治疗医生。

我们去取高处的东西，或去拿前面的东西时，胳膊与肩胛骨是一起活动的。

只是想拿离手近的东西，就会容易引起肩膀酸痛。所以最好有意识地从肩胛骨开始活动胳膊。

多尝试去拿远处的东西、高处的东西，就比较容易感受肩胛骨的活动。

平时我们没有想到"从肩胛骨开始活动"，就活动胳膊。希望大家今后有意识地去想肩胛骨的活动。

## 胳膊与肩胛骨的动作协作顺利吗?

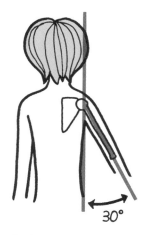

▲30° 的时候,只是抬起了胳膊

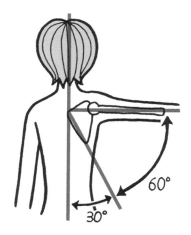

▲接近60° 的时候,胳膊与肩胛骨的协作变得很重要

## 锁骨的活动是关键

前面讲到，活动胳膊的时候，有意识地从肩胛骨开始活动。在这里，还有一个值得注意的是锁骨。

不能正常转动肩膀的话，大体上锁骨也不能活动。但是，如下图显示的那样正常转动肩膀的话，锁骨也能大幅度地活动。

用手摸着锁骨，转动胳膊看看。这时，我们能知道，插图①中的锁骨没有活动，而②中的锁骨大幅度地活动。两手叉腰，用肩膀画圆圈似的转动，也能感受到锁骨大幅度的活动。

也就是说，用肩膀画大圆圈似的转动，会用到锁骨周围的很多肌肉。这个动作也会刺激到其他部位的肌肉，所以想要缓解肩颈疼痛，建议做一下这个动作。

正如前面所说，胳膊的开始并不是肩膀，而是胸骨和锁骨相连的部位，即"胸锁关节"。

这里才是所有胳膊活动的开始。用手摁着这个部位活动胳膊，就能知道胳膊稍微一动，这个地方也会跟着动起来。

意识到胳膊是从这个部位开始的人，很少得肩颈疼痛。

胳膊开始的部位是，身体后面是肩胛骨，身体前面是锁骨附近。

转动肩膀指的是，以胳膊开始的部位为支点，转动锁骨，画圆圈似的转动。

也就是说，确认锁骨是否在活动，就能自己检测肩膀的活动。

驼背的人很难活动锁骨。这是因为驼背的姿势很难活动锁骨，加上肌肉也变得僵硬了。

## 活动一下锁骨看看

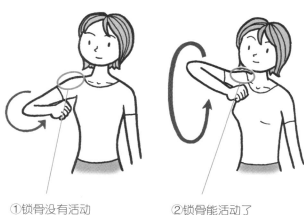

①锁骨没有活动　　　　　②锁骨能活动了

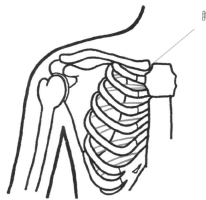

胸锁关节

➡ 这里能活动的话，肩颈疼痛就能进一步得到缓解

## 如何度过肩颈疼痛的季节

肩颈疼痛最厉害的季节是冬天。

手伸进口袋里不摇摆，因为寒冷耸起了肩膀，后背也弯曲着，所以姿势就变得难看了。

这种姿势导致肩胛骨的活动幅度变小。

因为冬天又穿着厚重的衣服，所以肩膀周围的活动变得更难，同时肩膀周围的肌肉一紧张，肩膀就变得僵硬。

而且，即使女性穿的大衣也是有厚重的，所以不得不用力。这样的话，肩膀就容易酸痛。毛皮大衣很暖和，但是脖子皮肤对毛皮敏感的人，最好不要穿。

腰带式大衣虽然比羽绒服重，但是防寒效果相对弱。而从追求时尚角度来说，羽绒服的可选性不多。但是，为了减少肩颈疼痛的发生，我还是建议选择羽绒服。

神奈川县的整形外科医生山田朱织先生告诉我，天冷的时候，身上直接盖毛毯睡，容易被缠住，不利于翻身，容易引起肩颈疼痛。

翻身能够保证血液循环的畅通，但是天冷的时候毛毯会阻碍血液循环。

"那么，该如何盖毛毯呢？"，正确的答案是："把毯子盖在被子上面"。

这样的话，您就可以在被子里自由地翻身了。

如此一来，追求时尚的女性们穿的狭窄的大衣，感觉像是缠在身上似的，妨碍了活动，所以也有可能引发肩颈疼痛。

## 只是睡觉也会引发肩颈疼痛吗

前面提到盖毛毯的情况，其实，睡觉时的枕头也会引发肩颈疼痛。我脖子受伤的时候，在山田先生那里量身定做了一个枕头。

山田先生说，理想的枕头的高度和硬度应该是，躺下以后能够左右"咕噜咕噜"无阻碍地轻松翻身才行。

往旁边转身的时候，"很舒服"地翻身才行。

据说，像小孩似的自然地左右翻身是最好的。

由此而做的枕头，因为使用的材料和高度与之前常用的完全不一样，所以刚开始用的时候很不习惯，但是用惯了以后就会感觉很舒服。

枕着跟自己身体不合适的枕头睡觉，肩膀当然会酸痛。

枕头过低，脖子就会被拉伸；相反，枕头过高，脖子就会弯曲着承受压力。我不是因为肩颈疼痛，而是锻炼时脖子受伤。但是，后来用了这种枕头以后好很多了。

就像只是睡觉就能引发肩颈疼痛一样，生活中有许多肩颈疼痛的诱因。

如今的社会如果没有肩颈疼痛反而更奇怪。

我向接受我指导的客人询问："您有肩颈疼痛吗？"坐在办公室里工作的人100%都回答"有"。办公室工作、智能手机、电脑、毛毯、枕头等，如今的社会真可谓是肩颈疼痛的时代啊。

## 解决"不运动→运动不了→体力下降"模式的肩颈疼痛的方法

如果肩胛骨活动不好，训练的效果就不明显。特别是训练上半身的时候，肩胛骨能否活动，其效果有很大的差异。

向客人们介绍时，我先不提肩颈疼痛，而是先介绍前面提到的肩胛骨活动的检测。原因也在于此。

不是先通过训练治疗肩颈疼痛，而是先学习肩胛骨的活动方法，通过正确的训练，肩颈疼痛才能治愈。这才是正确的顺序。

肩胛骨的活动不好，还会影响到胸部、后背、胳膊的训练，所以训练的效果也不理想。

如果患有肩颈疼痛，也就是说，不能在正确地活动肩胛骨的状态下进行肌肉锻炼，就不会有理想的结果。虽然很努力锻炼，但是结果却很遗憾。

很极端地说，不能正确地活动肩胛骨的人，也不能很好地运动。

即，陷入不活动肩胛骨→不能活动→出现肩颈疼痛→越来越不能活动这种越来越糟糕的漩涡里。

## 一边走路一边缓解肩颈疼痛

大幅度地向前后甩胳膊走路时，肩胛骨也会自然地活动，即，肩胛骨重复着"靠近背骨，又远离"的动作。

胳膊向后时肩胛骨靠近背骨。可是，我们看一下街上行走的人们，很多人并不是这样走路。

这些人就是所谓的"驼背"。

他们的头部和肩膀向前倾的这种驼背的姿势，是不能把胳膊甩到身后。他们只能在身前摇摆胳膊，所以很多人的肩胛骨并没有活动。

也许有的人会认为，平时走路时摇摆胳膊是件微不足道的事情。但是，如果不活动胳膊，久而久之就会变得不能活动了。肩颈疼痛就是由平时不良的习惯造成的。

我指导的一位女性，习惯用左侧的胳膊挎沉重的皮包，所以两边胳膊的活动完全不一样。

她自己觉得左右胳膊的活动一样，但其实左侧的肩胛骨的活动很不好。

用一侧胳膊挎包的时候，肩胛骨周围的肌肉一直在用力，所以肌肉就变得僵硬了。

挎包的时候，肩胛骨处于上扬的状态。

这种状态导致斜方肌的持续紧张，所以也就会引起肩颈疼痛。

平时走路时，有意识地把胳膊甩到后面，也可以预防肩颈疼痛。

女性不仅体力不如男士，而且还追求时尚在先，所以容易得肩颈疼痛。

我的一个朋友很注重时尚，她说"追求时尚就是拼命的事情"。她因为穿高跟鞋发生过2次骨折，但是依旧非常注重打扮。

双肩背包被时尚界视为"最差劲的"，但其实是最好的包包（不要过于勒紧，也不要太沉重）。

现在有了注重时尚的双肩背包，想要治疗肩颈疼痛的人可以试一下。

# 肌肉锻炼治疗肩颈疼痛的同时，还能改善形象吗

没有肩颈疼痛的人共同的特点是，他们平时都在锻炼"斜方肌"。

平时既不锻炼身体，又什么都不做的女性们，大多患有肩颈疼痛。原因在于，她们自身胳膊的重量在拉伸着斜方肌。即，什么也不做就得肩颈疼痛，是斜方肌没有支撑胳膊重量的缘故。

虽然平时的姿势正确，但是还是有肩颈疼痛的人，肯定是没有体力的人。

比起男性，女性更容易得肩颈疼痛的原因之一就是体力较弱。所以，应该通过肌肉锻炼治疗肩颈疼痛。

我指导训练的学员中百分之九十是女性。在我的指导下，她们做抬杠铃的训练。

有些女性说："训练以后，肩颈疼痛是好了，可是不喜欢锻炼，担心以后脖子到肩膀的肌肉变得粗大。"

但是事实上，没有一位女性的肌肉变得粗壮。

相反，她们治疗了肩颈疼痛，或者锻炼出不容易得肩颈疼痛的身体了。

锻炼出适当的肌肉的话，随之肩胛骨的活动变好，与肩颈疼痛也告别了。

接受我指导的女性们有一项必定会做的训练项目，那就是，从

膝盖的高度抬起杠铃的训练，即"硬拉"。

先用相对轻的木棍练习正确的姿势。

然后，如果体重为50千克，就让她提20千克的杠铃。以后逐渐抬30千克、40千克重量得杠铃。

把沉重的杠铃从膝盖的高度开始提起，不仅肩膀周围的肌肉用力，腹部、腰部、腿部、臀部等的肌肉都会用力，所以不用再去专门做腹部训练，而且还有收紧腰部和臀部肌肉的效果。

不仅治疗肩颈疼痛，体型也会变得好看，所以值得我们平时多去锻炼。

治疗肩颈疼痛，还能解决体型的问题，真可谓一兴举两得啊。

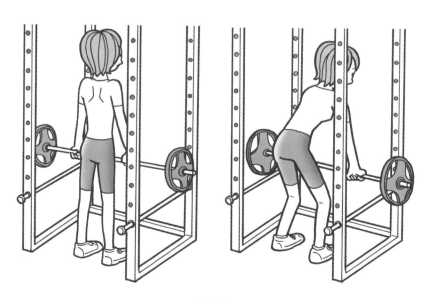

▲硬拉

## 肌肉不是一块一块地隆起，而是漂亮地收紧了身体

"硬拉"训练的最终目标是提起自身体重2倍的杠铃。

即，体重50千克的女性应该提起100千克的杠铃。以我的训练指导经验来看，每周进行一次训练，多数女性大概在一年就能达到目标。

比较快的人，一周一次，用3个月的时间，大概10次的训练就能提起。也许大家不会相信，这位女性是谁看了都误以为是模特、拥有瘦长体型的人。她在提起100千克杠铃的期间，体型变得更加紧致、修长了。

即使做了这种强度大的运动，99%女性的肌肉也不会隆起。

肌肉是否隆起，与"雄激素"有很大的关系。顺便说一下，雄激素不只是男性特有的，女性也会分泌雄激素。

同样，男女都会分泌雄激素。

但是，分泌的量、受体的数量和感受器分布的方式，男女有别。感受器和激素的关系，如同钥匙孔和钥匙的关系一样。比如说雄激素，雄激素的受体与雄激素连接以后，会下达指令"让肌肉变粗大"。这样的话，就会变成肌肉变粗=肌肉隆起的样子。

用科学理论说明也能理解。就是，男性从脖子经过肩膀到胳膊的两个骨头的正中间附近，以及斜方肌、三角肌里存在着大量的雄激素感受体。

即，这是受雄激素影响很大的部位，容易长肌肉的部位。

但是，女性的雄激素分泌量比男性少很多，而且那个部位也没有接收雄激素的感受体，所以肌肉不会隆起。

像摔跤运动员吉田沙保里等女性运动员，肌肉发达的原因是她们每天都在训练，另外也许还有遗传因素（感受器的数量更多）的作用吧。

"锻炼肌肉的话，肌肉就会隆起"。我想对有这种想法的人说："不是这样的。"所以，无论如何请通过肌肉锻炼来塑造不得肩颈疼痛的身体吧。

# 第三章
## 自己治疗肩颈疼痛

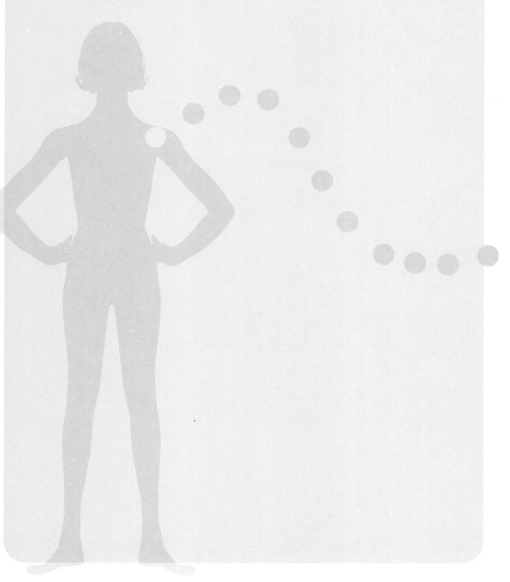

## 良好的姿势是能够轻松地站立

前面也提到过，专家们认为，判断姿势的好与坏，要从侧面看耳洞、肩头、大腿骨一端（大转子）、膝盖横向突出的骨头、脚踝骨这5个点是否在一条直线上。

驼背的人和腰椎前凸的人，这5个点不能在一条线上。

好的姿势是，全身肌肉不用过度紧张，可以轻松地站立。

这些位置不对的话，就容易出现肩颈疼痛和腰痛。

如果头部向前，后背弯曲，重心就会偏移。结果为了保持平衡，腰部和膝盖就会往前后偏位，这样就不能在一条线上了。

姿势不好的人，肯定容易得肩颈疼痛。

即，脖子、肩膀、后背酸痛的人，不会有好看的姿势。

驼背、溜肩、耸肩、腰椎前凸，这些都会引起肩颈疼痛。这是不良的姿势导致的。

那么，把重点放在哪里，才会有好看的姿势呢？

接下来，让我们一起看一下吧。

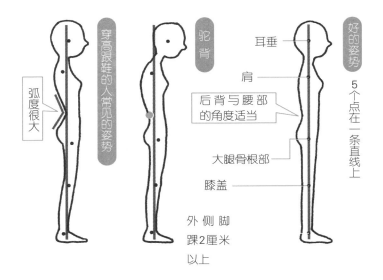

弧度很大

穿高跟鞋的人常见的姿势

驼背

后背与腰部的角度适当

大腿骨根部

膝盖

外侧脚踝2厘米以上

好的姿势

耳垂

肩

5个点在一条直线上

## 如果能模仿奥德丽·春日的姿势，就不会得肩颈疼痛吗

预防肩颈疼痛的姿势是好看的姿势、良好的姿势。

5个点在一条直线上的关键是"轻轻地打开胸部"。

前面章节里以手风琴为例说明了打开胸部的事情。

就像打开手风琴的风箱似的，一根一根地打开胸部的肋骨。

这样，肩胛骨就会在非常靠近背骨（向内旋转）的同时，也会下来（下压）。有人把这个动作当作才艺来表演，你们知道是谁吗？

就是把胸部无限打开的那个人，正是奥德丽组合的成员春日。

大家不要误会，我不是在赞扬春日的这个姿势。重要的是，能不能模仿这个姿势。

也就是说，不能像他一样把胸部打开的人是患有肩颈疼痛的人。

肩颈疼痛厉害的人或患有腰痛的人，不能很好地打开胸部，所以他们只是看起来翘起腰，努力地打开胸部，而实际上并没有打开。

奥德丽·春日的这个姿势，能够完全地打开胸部。所以，肩膀没有奇怪地耸起，而是很好地放在了身后；肋骨一根根打开（打开胸廓）；腹部也用力了；腰部也没有弯曲。

想要做这个姿势的人，不会轻易得肩颈疼痛，即使有了肩颈疼痛也是很快会好的。

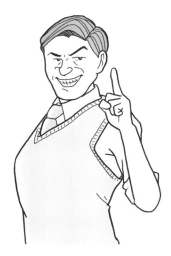

▲春日的姿势，没有肩颈疼痛

## 只要下颚贴近胸骨，就会变成"春日模样"吗

大家来模仿一下春日的姿势看看。

怎么样？能做到吗？

模仿春日姿势的关键是，胸骨向前突出。然后，头部不动，胸骨贴近下颚。

胸骨越往前突出，肩膀就会越往后倾斜下去，也就能感觉胸肌的伸展。这时候，就像穿紧身裤一样，使劲儿收腹。

然后放松，再做春日的姿势。这样反复交替做，就能成为解决肩颈疼痛的很好的训练和活动肩胛骨的体操。

### 这是胸骨！

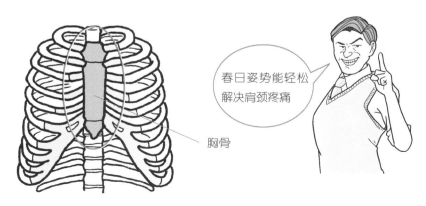

春日姿势能轻松解决肩颈疼痛

胸骨

▲ 春日把胸骨向前突出

## 把胸膛扩张起来

像驼背一样不良的姿势会导致胸部肌肉变硬，故不能正确地活动胸部。

这是肋骨与肋骨之间的肌肉变硬造成的。

因为驼背而弯曲的背骨伸展开来，胸部的肋骨一根根打开似的，扩张胸膛吧。

本章将要介绍3种扩张胸膛的办法。

胸膛扩张不好的人，非常需要做扩张训练。但是，方法不当也许会引发腰部的疼痛。

秘诀是腹部要使劲用力，大家请不要忘记这一点。

## 胸部的扩张运动①

③ 胸骨向前凸起

① 环抱肘部

② 肘部紧贴身体（不要让肘部离开身体）

④ 这个姿势维持20~30秒（这一套动作重复做5次）

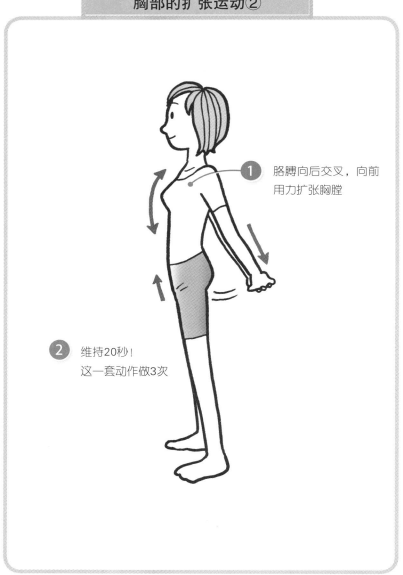

1 胳膊向后交叉，向前用力扩张胸膛

2 维持20秒！
这一套动作做3次

## 利用平衡球的扩张运动

**1** 做振臂高呼的姿势，仰卧在平衡球上面

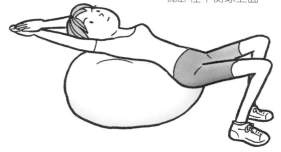

**2** 收腹，腰部不要过于翘起，心理想着胸和背骨上方（胸椎），弯曲身体。

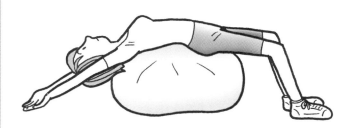

**3** 用10秒时间来回做一次（这一套动作重复做5次）

## "肩胛骨也能活动吗？" 很多人对此感到很吃惊

当我对接受训练的学员说，"请活动一下肩胛骨"的时候，他们中有些人对此感到很吃惊："啊！肩胛骨也能活动吗？"意想不到的是，读者当中也有人第一次知道肩胛骨能活动的事情。

肩胛骨是一个非常特殊的骨头。它不是和其他骨头直接连接在一起，而是埋在肌肉里的骨头。

所以，改善肩胛骨周围肌肉的状态，好好进行"教育"，就能够正确地活动肩胛骨。

如果您现在不能很好地活动肩胛骨，就需要一段时间来锻炼或治疗，但是不管怎么说，现在开始让我们来"教育"肩胛骨吧。

顺便说一下，这里的"教育"是指大脑与肌肉的互相联系的训练。

为了解决肩颈疼痛，请大家反复练习下面介绍的6个要点。

## 解决肩颈疼痛的肩胛骨攻略

肩胛骨可以向6个方向活动。就是，上、下、左、右和旋转向上、旋转向下的六种活动方向。

在做这六个动作时，能否使胳膊的这一端活动到另一端，决定能否解决肩颈疼痛。

一边看图一边确认一下，如果做不了这些动作，就是容易患肩颈疼痛或已经患有肩颈疼痛了。

活动肩胛骨的范围因人而异。但是很多人本来能够活动到一定的范围，却不能很好地活动。

所以，我们应该努力使肩胛骨活动到位。

## 让我们记住6个部位的肩胛骨的活动

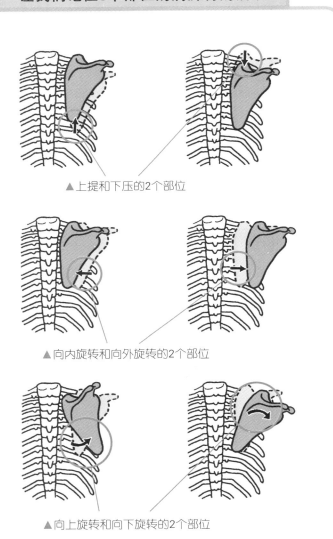

▲上提和下压的2个部位

▲向内旋转和向外旋转的2个部位

▲向上旋转和向下旋转的2个部位

## 通过简单的训练，有效地活动肩胛骨

　　根据部位的不同，有相对应的简单易懂的训练方法。

　　比如，趴着活动比起站起来活动更容易做，那么趴着做也可以（也可以参考第四章106页的训练"猫&狗"）。

　　接下来介绍几种训练方法，请大家选择最适合自己的方法来做。

　　比如，靠近内侧，向外打开的"向内旋转和向外旋转的2个部位"和"上提和下压的2个部位"。

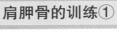

# 肩胛骨的训练①

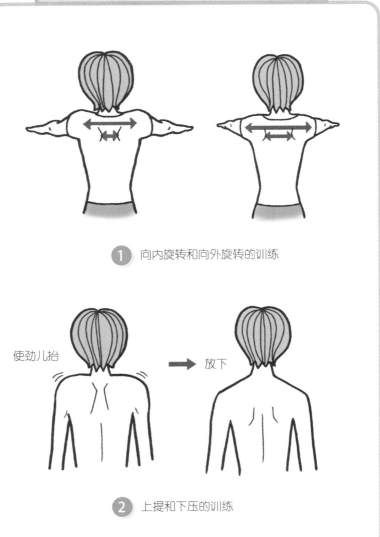

**1** 向内旋转和向外旋转的训练

使劲儿抬 ➡ 放下

**2** 上提和下压的训练

## 肩胛骨的训练②

▶在头上方双
手合十

向上旋转

▶胳膊肘向两侧弯曲胳
膊，向下活动。
有意识地去想肩胛骨

向下旋转

## 经常提很重的包，也不利于肩胛骨的活动

具体说的话，上下左右是"上提/下压"，靠近内侧向外打开是"向内旋转/向外旋转"。而且，上提的同时稍微向外打开，下压的同时靠近背骨的是"上方旋转/下方旋转"。

在这六种活动中，很多人不擅长下压与向下旋转活动。

换言之，平时经常向上抬肩膀的人，不擅长做下压与下方旋转活动。

平时习惯性的姿势导致肩胛骨上去，由此肌肉也变僵硬，肩胛骨的活动也越来越不好了。

比如，每天都提很重的包的人，肌肉已经把肩胛骨固定到原来位置的上面，所以即使有一天手里不拿包，肩胛骨也回不到原来的位置了。

这说明，肌肉已经适应了那个人的生活习惯和环境。

实际上，我的客人中就有一位经常用一侧肩膀挎很重的包，她的左右肩膀的高度是不一样的。

经常挎包的一侧的肩膀不仅活动不好，而且肩膀也耸起来了。所以，当有人说到"您用左侧肩膀挎包啊"的时候，你就会惊讶，"是啊，您是怎么知道的？"其实这是一目了然的。

像她这种情况，左侧的六个部位的活动也都不好。

继而，身体的其他各个部位出现问题的可能性就会很高，所

以，首先改善肩胛骨的活动吧。

那么，请大家练习一下上提和下压、向内旋转和向外旋转、上方旋转和下方旋转，这三套动作吧。

## 掌握不擅长的动作的规律，就能了解肩胛骨的状况

比如，仰卧平躺，手背贴在床上的时候，腰部翘起来的人，肩胛骨的活动是不好的。

然后，仰卧平躺，膝盖弯曲90°，双脚、两侧膝盖都并拢，伸一下懒腰看看。

在做这个动作的时候，腰部会出现一个自然的弧度。

但是，肩胛骨和胸廓的活动不好的话，腰部的弧度就会比自然的弧度更大，如果不这样，手背就不能贴到床上。

所以，有必要改善肩膀的活动和活动范围。

做这个姿势的时候，手背不能贴到床上的人有一个特点，那就是：投球、自由式游泳或挥动网球拍的时候，肩膀容易承受压力，肩膀容易出现问题。

这种类型的人，应该改善胸部的活动。

## 拉伸腋下

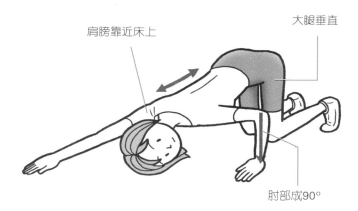

肩膀靠近床上

大腿垂直

肘部成90°

1 膝盖贴近腰胯部，一只胳膊向前伸。

2 把手心、肘部贴到床上，然后使腋下也贴到床上，伸展那一侧的胳膊的胸部（胸腔）。

3 另一侧也同样伸展，左右各做30秒，呼吸要自然。

## 你能够伸直肘部做振臂高呼的动作吗

当我要求"请做一下振臂高呼的动作"的时候，有些人不能伸直胳膊肘。

不能伸直胳膊肘，是因为胸部或后背肌肉中的一个或两个肌肉都变僵硬了。

变硬的肌肉阻碍肘部的伸直。

即使伸了胳膊，肘部也是弯曲的。

这也是驼背的人不擅长做的动作。故意驼着背，做一下振臂高呼的动作看看。

这样就能明白，驼背的人是不能伸直肘部的。

为了解决这个问题，双手握肩宽1.5倍长度的毛巾或木棒的两端，试着在头部后方，做上下活动。

如果肩膀周围的肌肉僵硬是病因的话，那么最好是经常做这个训练。

这样活动习惯以后，手握毛巾或木棒的宽度缩短1指或2指宽左右，再做上下活动。

这样直到能做到双手握的宽度和肩宽一致，就很完美了。

但是，有时候不活动会更好一些。

有的人说"我这四十肩膀提不上去啊"。这些人最好不要做这个活动。

　　四十、五十岁的人的四十、五十肩膀指的是，关节处沉积了钙（石灰），感到疼痛的石灰沉着性腱板炎，这种情况最好不要活动。

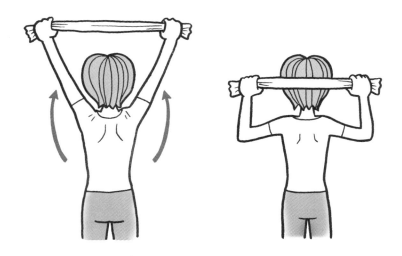

▲运用毛巾的训练

## 让肩膀回忆原来该有的动作吧

肌肉僵硬的部位，动作就会变得笨拙、不正确。

肌肉变得僵硬的话，不利于活动，想要伸直也不能伸，想要收回也不能做收回的动作，所以动作就变得不好了。

比如，肩膀耸起来的人，平时肩膀一直在用力，所以就不能做肩膀放下来的动作。

肩膀放下来的动作指的是，把肩胛骨放下来的意思。

把肩胛骨往上提的肌肉一直处于紧张状态，而往下拉肩胛骨的肌肉没有用力，所以一直处于被拉伸的状态，就是要唤醒肩膀平衡力量的记忆。

想要伸长脖子，却做不了这个动作的话，说明这个部位的肌肉变僵硬了。为了解决这个问题，应该多练习肩膀放下来的动作。

也有别人看来肌肉僵硬，但是本人并没有觉察的情况。这时即使没有酸痛的感觉，也应该改善。

比如，要改善非常严重的耸肩时，手里拿稍微重的东西，体验一下肩膀下来的感觉。如果不让身体意识到"啊，原来肩膀还能再下来啊"，就不能治疗耸肩。

而且，耸肩治好以后，看起来也会更好看。

还有，肩膀突然严重地耸起来时，可以增加肩膀周围的血液循环，会有很好的效果。

所以，最好多活动肩胛骨。

活动肩胛骨最简单的运动是，上下活动肩胛骨。

活动肩胛骨周围的肌肉，肌肉就会像水泵一样工作，继而能够改善血液循环。

窍门是，使劲儿用力一下，然后突然地放松下来。

用力紧张肌肉以后，再突然放松下来，这个办法最能缓解紧张的肌肉。

因为身体的原因而需要经常使劲儿，那么，那个部位要更加用力一下，然后完全地放松下来。这样，经过多次反复以后，肩颈疼痛也会好很多。

## 关键是胸部、后背、胳膊的协作活动

稍微夸张地说，肩胛骨的活动影响全身体肌肉的活动，尤其是对上半身肌肉的影响更大。

附在肩胛骨上的肌肉总共有16块。

肩胛骨不仅与肩胛骨所在的后背肌肉，还与身体前面的胸肌、胳膊肌肉相连。

即，肩胛骨的活动不好的话，对16块肌肉也会带来不好的影响。受到不好影响的肌肉又会给其他肌肉带来不好的影响。

也许偏离了肩颈疼痛的主题，锻炼胸部肌肉想要使大胸肌发达的男性中，肩胛骨很难靠近（不擅长向内侧旋转）的人，不易长肌肉。

这是因为，在肩胛骨靠近的状态下锻炼，胸部才能有效地承载负荷。

很多女性都希望上臂变细，其实肩胛骨的活动也能影响上臂的塑形。

以我的训练指导经验来看，肩胛骨的活动不好的人，即使很努力锻炼，胳膊也不会变细。

但是，如果改善肩胛骨的问题，那么上臂也会很快有变化的。

肩胛骨的活动与身体前面的肌肉和胳膊的肌肉都有着密切的关系。

## 解决肩颈疼痛的问题从胸部酸痛、手腕酸痛着手研究

后背肌肉和胸部肌肉像拔河似的，牵制着肩膀。

所以，略微驼背的人，在这种拔河比赛中胜出的便是胸肌。力量更大的胸部肌肉总是紧缩着。也就是说，后背肌肉总是处于比正常长度拉长的状态。

长时间处于拉长或紧缩的状态，对肌肉非常不好。后背肌肉长期被拉伸的话，会出现酸痛。胸部肌肉也是长期处于紧缩状态的话，会变硬。

最明显的是大胸肌下面有个叫"小胸肌"的肌肉。

这个小胸肌特别容易僵硬。

一只手伸向另一侧的腋下，用拇指和另外四指抓住胸肌。

稍微用力，就能抓住大胸肌和小胸肌，然后拉向胸窝处。

这时候，注意不要让手指从皮肤上滑落。这样拉住肌肉坚持10秒后放手。

这样的自我按摩，能使小胸肌放松下来，所以能够缓解胸部酸痛。

胳膊肌肉僵硬、酸痛的人，多数是肌肉紧缩的人。

要么肩胛骨活动不好引起了肌肉紧张，要么肌肉紧张引起了肩胛骨活动不好，顺序因人而异。但是，通过自我按摩紧张的肌肉，这些都能得到缓解。

不是用力地按摩，而是自己轻轻地捏、揉、抚摸。

自己按摩胳膊的时候，需要注意一下。

那就是，肩关节、肘关节附近的部位比较敏感，如果用力按摩这些部位，就容易破坏组织细胞。

所以，不要用力按摩关节和关节附近。

## 胸肌的自我按摩

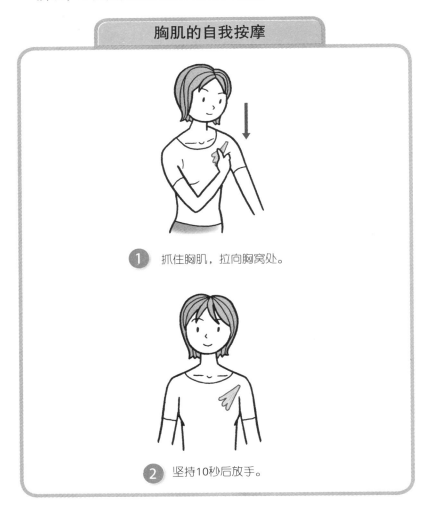

1 抓住胸肌，拉向胸窝处。

2 坚持10秒后放手。

## 解决后背僵硬的关键在于腹肌

因为后背僵硬了，所以只是去注意后背是不能解决问题的。保持身体前后肌肉的平衡才是重要的。

肌肉的平衡就像拔河比赛一样。所以，只有后背的肌肉过于有力是不会有正确的姿势的。同样，前面的肌肉过于有力也不可以。

前面和后面的肌肉平衡的关键在于腹肌。

腹部肌肉不用力的人，不能保持平衡。

前面讲到，肩胛骨的僵硬的问题可以通过胸部、后背、胳膊肌肉的协作活动来解决。然而，在保持身体整体的平衡时，腹肌的作用是至关重要的。

电视购物广告里经常会出现"紧绷的腹部""腹肌撕裂者"等词语，但是锻炼腹肌并不是件容易的事情。

如果说到"锻炼腹肌"，大家也许会想到锻炼方法吧。

但是，我说的腹肌，并不是通过这个运动来锻炼的。

## 比起"看得见的腹肌","看不见的腹肌"更重要

腹肌从外侧依次由腹直肌、腹外斜肌、腹内斜肌、腹横肌四种肌肉组成。下页图中的腹肌训练,适合锻炼最表层的,即所谓的撕裂的腹肌。

但是,解决肩膀酸痛、腰痛,拥有好看的姿势所需要的肌肉并不是这个,而是另外的三种肌肉,特别是最里面的像腰带一样的肌肉。如果这个部位不用力,就不会有正确的姿势。

用力收肚脐下方三指宽的地方,即武术里说的丹田附近,使之凹陷。用憋尿到极限的感觉来形容,也许会更好理解。

丹田用力,最里面的腹横肌就会用力。

用力收下腹的时候,腰是不能弯曲的。腹横肌是与腰部连接在一起的肌肉,用力收腹的状态下想要弯腰是不可能的。所以放松了腹横肌,才能弯腰。

在这里的收腹的部位,不是胃部,而是下腹部,收紧下腹部很重要。

像腰带一样的腹横肌,与腰部的强有力的菱形膜(胸腰肌)连接在一起。下腹用力时,就会把这个膜从后面用力向前拉。

关于这一点,下文有详细的说明。就像穿了人体自身的紧身衣一样,身体收紧,腰部就会变得舒服,姿势也会变得好看。

## 看不见的肌肉很重要

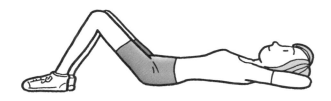

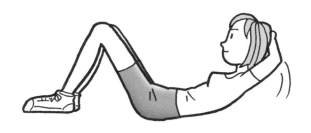

▲这样做不能锻炼看不见的肌肉

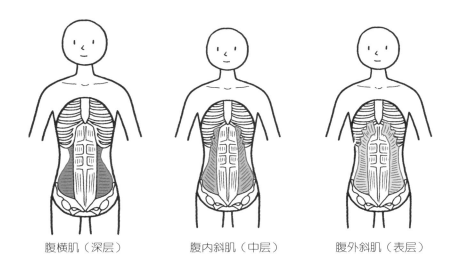

腹横肌（深层）　　　　腹内斜肌（中层）　　　　腹外斜肌（表层）

▲锻炼"看不见的腹肌"很重要

## 锻炼下腹肌肉，就会有优美的姿势

也许有些人不清楚"下腹用力"是什么感觉。那么，仰卧平躺以后，试着使下腹凹陷下去看看。

仰卧平躺的话，重力的方向和凹陷的方向一致，所以便于理解。

反过来说，脸朝下俯卧时，下腹凹陷的方向和重力方向相反，所以会加重负荷。因此，想要加强腹部的训练，俯卧的效果会更好。

仰卧做锻炼好，还是坐着做，或者是站着做，每个人容易做的训练姿势各有不同，所以可以多尝试几下。

下腹不用力的话，腰部就会容易翘起或弯曲，姿势就会变得不稳定。手提重物，腰部就感到疼痛的人，下腹很难用力。

第五章里介绍的"坐姿锻炼腹肌""站姿锻炼腹肌"，对锻炼下腹很有效。

"坐姿锻炼腹肌"是坐在椅子上，抬起双脚的训练。

腰部不要过于翘起，抬起双脚，下腹就能得到锻炼。

就是，深坐椅子上，腹部用力，腰部不要翘起，双脚离地的感觉。

抬起双脚的时候，大腿也会用力，这时尽量把意念集中到下腹上。

## 锻炼下腹肌肉的训练（draw in）

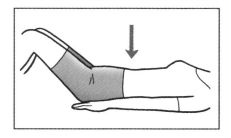

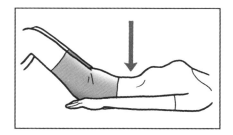

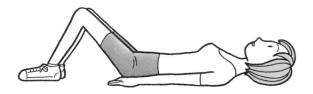

**1** 仰卧，屈膝90°，
双脚宽与肩宽一致。

**2** 重复做，用力收腹→恢复原样的动作。
开始做的时候做8次。
习惯以后做10~12次。

## 这样做，下腹自然会得到锻炼

四种腹肌中，使用最多的是在最里层的腹横肌。

向侧面稍微拧身体的时候，为了完成这一动作，外侧的腹内斜肌和腹外斜肌就会活动。只是稍微抬脚也能刺激到这些肌肉。

我们不是为了腹肌看起来像腹肌撕裂者一样，或为了看得见的肌肉而锻炼腹肌的。而是为了腰不痛、肩不酸的身体而锻炼腹横肌的。

前面提到过，我要求客人们做提杠铃的时候，心里想着"收腹""像穿紧身裤时候似的，腹部用力"。这是因为，腹横肌不用力，就不能安全地提起沉重的杠铃。

在提起杠铃的过程中，腹部也会随之得到锻炼，所以肩颈疼痛和腰痛也能够得到改善。

提杠铃能够锻炼斜方肌，所以患有肩颈疼痛的人，只是拿起杠铃也能够改善肩颈疼痛。

## 为了治疗腰椎前凸，锻炼腹部和臀部吧

驼背的人，后背弯曲，打不开胸部。所以，应该锻炼肩胛骨靠近背骨的肌肉。

胸部肌肉萎缩，无法正常伸展时，如果不用前面讲到的自我按摩方法按摩，或锻炼胸部肌肉，那么很难恢复到正确的姿势。

有腰椎前凸倾向的人，最好是从收腹运动开始练习。

患有腰椎前凸的人的弱点是肚子。如果腹部能够正常用力，那么大部分的不协调都能得到改善。

另外还有一个弱点就是臀部。如同腹部无力一样，臀部也无力。这看似与肩颈疼痛没有直接的关系，但是臀部有力的话，肩膀的不协调也会变好。

说起臀部，范围很广。这里指的是，臀部下方和腿连接的地方要用力，就像搞笑艺人双腿夹着筷子似的感觉。

人们在走路的时候，会用到臀部肌肉。而腰椎前凸的人好像不用臀部肌肉似的。这就是他们不能很好地活动臀部肌肉的证据。照此下去，臀部肌肉就不能结实起来。

用臀部肌肉走路的话，脚会在身后蹬着走路。

着地的脚向后蹬的时候，会用到臀部肌肉。如今不会蹬着走路的女性很多。

她们穿着高跟鞋，不能很好地蹬腿。所以，臀部也不用力，腹

部也不用力，就不能治疗腰椎前凸。

在家里想要锻炼臀部的话，我建议做提臀运动。就是仰卧以后，屈膝90°，腹部用力，抬起臀部。这时如果抬起脚尖做的话，就会用到更多的臀部肌肉。

臀部肌肉起到拉开股关节的作用。提臀的时候，膝盖到头部应该在一条直线上。

前面说到，腹部用力提臀，就会用到很多臀部肌肉。只是做上下活动，肌肉就会有被拧紧的感觉。

膝盖中间夹着靠枕之类的做，可能会更容易理解。

## 腿肚子和肩颈疼痛有关系吗

我反复说过，因为肩膀酸痛，就只是去揉肩膀部位，那只是暂时缓解疼痛而已，马上又会恢复原样的。

想要从根本上解决问题，就应该动用全身的肌肉才行。

从改善血液循环的角度来说，这关系到腿肚子。结果就成了整个身体的问题。

我不知道大多数人是怎么想的，但是健身教练或从事与身体有关行业的人们一致认为："腿肚子是人体的第二心脏"。腿肚子衰弱，会影响正常的血液循环。

比如，常年穿高跟鞋，腿肚子肌肉既不能伸展也不能收缩。总是处于这种收缩的状态，血液循环就会出现问题，继而，整个身体的血液循环也会变得不畅通。

血液在全身流通，血液循环就会畅通，所以女性容易出现脚部浮肿。女性或有体寒症的人，如果一个月不穿高跟鞋，体质会不会大有改善呢？

## 腹部和臀部的训练

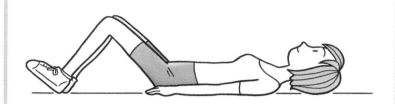

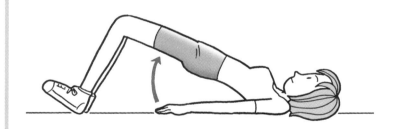

① 仰卧，屈膝90°

② 在腹部用力的状态下，提臀

③ 双脚尖抬起的话，效果会更好

## 穿高跟鞋会使腿肚子变得衰弱

在穿高跟鞋的女士中，很多人认为："高跟鞋对腿肚子好"。

我的客人中，有的人还说："穿高跟鞋能锻炼腿肚子"。实际与此相反，高跟鞋会使小肚子变得病态。

因为重心靠前，所以腿部肌肉承受着较大的负荷。特别是，腿肚子和阿基里斯腱总是承受负荷，结果就容易疲劳。

这种疲劳不是运动后的肌肉疲劳，而是肌肉总是收缩引起的疲劳。就像长时间打电话时，胳膊一直弯曲着，肌肉就会变得沉重。

放下电话以后，想要伸胳膊很困难。因为肌肉长时间处于收缩状态，所以给肌肉带来压力，致小腿肌肉萎缩。

穿高跟鞋就是每天重复这种情况，所以肌肉变得僵硬，不能做很好的伸展。如果腿肚子的伸展与收缩活动减少，血液循环就会停滞，腿肚子的水泵作用变弱，全身的血液循环也会不畅通。

为了保证血液循环的畅通，应该进行伸展与收缩的活动。穿高跟鞋会阻碍血液流动。虽然看起来好看，但其实不利于血液循环。

这本书写的是肩颈疼痛，但话题不知不觉中已经转到腿肚子上了。说起来，预防肩颈疼痛，就是与整个身体都有关系。

之所以说到看似无关的腿肚子、臀部、腹肌的原因也在于此。

## 尽情地活动身体吧

尽情地活动自己的身体的话，就能解决酸痛的问题。

为此，应该改善肌肉的状态。

大部分的肌肉是附在骨骼上的，如果肌肉的状态恶化，骨骼也会偏离原来应有的位置。

这样就会出现不正确的姿势。

这时候，身体整体看起来充满活力，好像没有问题似的。但是肌肉的状态没有好转的话，身体又会回到不正确的姿势。

通常，肌肉是处于收缩状态的。这种收缩的力量比较大的部位，肌肉会牵引着骨骼，所以姿势就会恢复到原来的样子。

所以，根本的解决方法是，改善肌肉的状态。

而作为训练的指导员，我的作用就是，使僵硬的肌肉变柔软，无力的肌肉变有力。这样才能解决肩颈疼痛、腰痛等身体的种种不适。

让我们自己改善自身的状况吧。我希望，大家在解决肩颈疼痛的过程中，经常和自己的身体进行对话，比如"我的这个部位比较弱啊""这里僵硬啊"等。

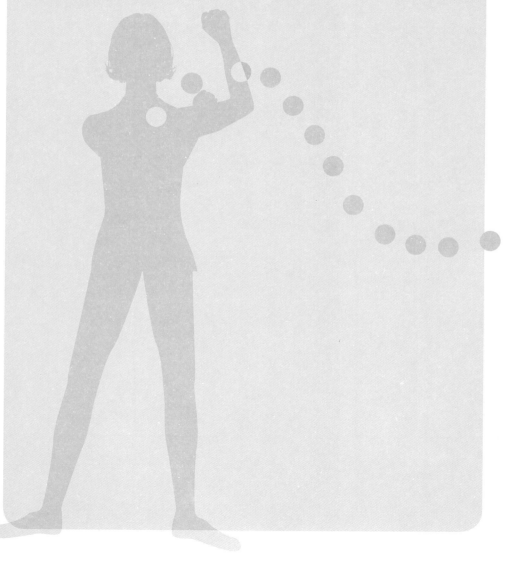

# 第四章
## 在办公室或家里也能做的简单地解决肩颈疼痛的方法

## 锻炼肌肉以后肩颈疼痛消失的理由

我指导的客人中，80%以上在接受训练之前患有严重的肩颈疼痛，所以他们定期地去接受按摩或推拿。

但是，自从开始训练以后，大部分人的肩颈疼痛都消失了。即使这个训练不是以预防肩颈疼痛为目的而开始的，但是效果却很好。

为了有效地锻炼肌肉，我会首先确认"肩胛骨的活动"。即使煞费苦心地训练，如果肩胛骨的活动不好的话，再怎么用正确的姿势活动，也不会刺激到想要锻炼的部位。

所以，我们先来了解一下肩胛骨的情况吧。这就是到目前为止，这本书详细介绍的内容。

通过介绍，我希望大家能够学到"肩胛骨的活动方法"。只有肩胛骨能够很好的活动，才能进行运动和训练，才能锻炼出不得肩颈疼痛的身体。

只有肩胛骨很好的活动，才能正确地使用肩胛骨周围的肌肉和躯体的肌肉，才能锻炼这些肌肉。

## 锻炼出不得肩颈疼痛的身体

东京大学教授石井直方在他的书里写下了这样的一段话。

"解决肩颈疼痛的基本的方法是，锻炼斜方肌。如果想要追求完美的身材，那么经常保持头部在脊椎正上方的姿势。顺便说一下，锻炼斜方肌的人不会得肩颈疼痛。我也是一次都没有得过肩颈疼痛。"（"只要每天做10分钟简单的体操，就能锻炼出不生病的身体！"）

头部的重量和胳膊的重量牵引着斜方肌，所以当斜方肌抵不过这些压力时，就会出现肩颈疼痛。

如果斜方肌和肩膀周围的肌肉抵得住这些压力时，就能成为不得肩颈疼痛的身体。

所以，在本章里将要介绍，锻炼出不得肩颈疼痛的身体的具体的方法。

在"肩胛骨的活动方法""肩胛骨周围肌肉的锻炼""扩展运动""自我按摩"等方法中，选择能够马上进行的项目试一下吧。

## 不能正确地活动肩膀，就不能消除肩颈疼痛

当您感到肩膀周围酸痛或疲劳时，会不由得转动肩膀吗？

转动肩膀的话，稍微感觉会好一些。

前面也说过，这种"肩膀的转动"，其实很多人都不能正确地活动。

那么，请您放下书，向前转5次，再向后转5次看看。

锁骨大幅度地活动，说明正确地转动了肩膀。但是，锁骨活动的幅度很小，或根本没有活动，那么就成了单纯的胳膊的转动。"胳膊的转动"基本上不能锻炼肩胛骨和肩胛骨周围的肌肉。

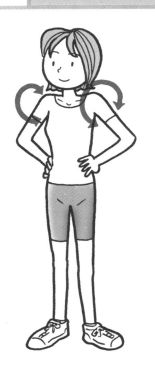 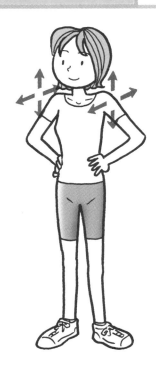

1 双手叉腰

2 用肩头画大的圆圈（向前5次，向后5
次，这套动作做2~3次）

*站着做，或坐着做都可以

## 推荐的肩膀活动的方法之二(相比方法一，会活动更多的肌肉)

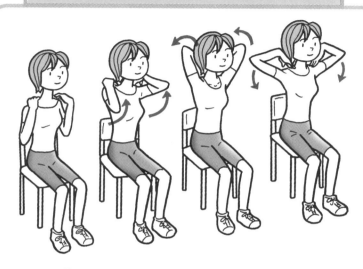

**1** 右手放在右肩，左手放在左肩上

**2** 用肘部画大的圆圈(向前5次，向后5次，这套动作做2~3次)

*站着做，或坐着做都可以

每次转动一只胳膊，可以确认肩膀有没有转动
①左手放到右侧的锁骨上
②用右手背招腰
③用右侧肘部画大的圆圈
④确认右侧锁骨是否大幅度地活动
⑤另一侧也同样这样做

**"猫&狗"**

① 膝盖在骨关节垂直下方，手腕在肩膀的垂直下方爬着（从侧面看，胳膊与大腿、身体成长方形），两手宽要比肩宽稍微大一些，这样会容易一些。

② 手掌撑地，后背和腰部弯曲，使肩胛骨离开背骨（向外旋转）。视线慢慢转向肚脐上，胳膊肘不弯曲，吐气。

③ 后背和腰部弯曲，使肚子和臀部突出，肩胛骨靠近背骨（向内旋转）。这时，眼睛直视前方，胳膊肘保持伸直状态（肩胛骨周围肌肉状态好的人，能使左右肩胛骨碰到一起），吸气。

④ 重复做②和③。

整个训练过程中，有意识地去想肩胛骨的活动。可以的话，有意识地去想骨盆的活动。

## 猫&狗

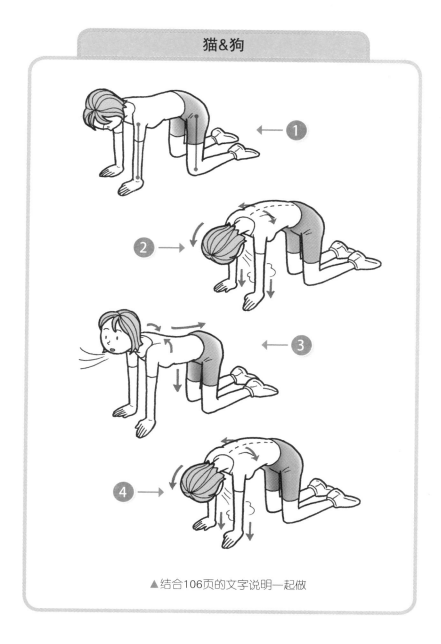

▲结合106页的文字说明一起做

## "猫&狗"上级篇：活动肩胛骨时，先活动一侧胳膊，再活动另一侧胳膊

"猫&狗"训练熟练以后，很多人就能同时活动两只胳膊了。

但是，如果要让单只胳膊抬起放下，很多人就不能做了。

左右胳膊分开来活动是最终目的，也是最理想的活动。所以，先活动右侧，然后再活动左侧，这样各训练一个星期。经过训练，也能做到反方向的转动。

如果以上的动作都能做，就不会得肩颈疼痛。反过来，即使已经有肩颈疼痛，通过锻炼，很快也会消失的。

能够活动肩胛骨，归根结底意味着可以使用周围的肌肉，所以能够发挥肌肉的水泵作用，也就能形成血液循环。

血液循环畅通的话，肩颈疼痛就会消失。

### "振臂高呼动作的训练"

1. 腹部用力，使下腹凹陷。

2. 做振臂高呼动作。

3. 右侧胳膊伸直，右手指尽量指向远方。这时要注意有意识地去想，要从肩胛骨开始活动。

4. 左侧也用同样的方法活动。

想象指尖能够得着的地方有东西，然后伸直胳膊努力去触碰，也可以抬起脚后跟。

使下腹凹陷的力气(收腹)消失的话，腰部就会过于翘起，继而引起腰痛。

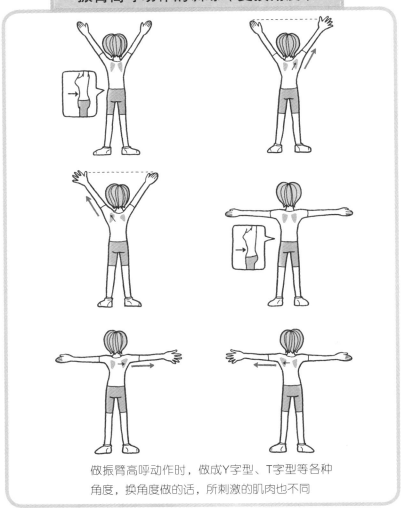

振臂高呼动作的训练（变换角度）

做振臂高呼动作时，做成Y字型、T字型等各种
角度，换角度做的话，所刺激的肌肉也不同

## 胸部弯曲与扩展

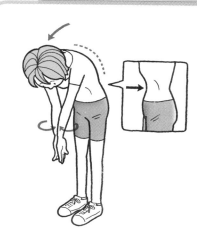

① 站着做也好，坐着做也好，用力使下腹凹陷（收腹）

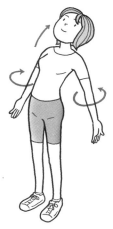

② 向内侧拧胳膊，弯曲背部，尽量使手背相互碰到一起。这时肩胛骨脱离背骨（向外旋转）

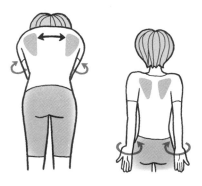

③ 向外拧胳膊，打开胸部的同时，翘起后背，手掌尽量向外打开。这时肩胛骨靠近背骨(向内旋转)

要点：充分拧胳膊，后背弯曲或翘起，肩胛骨向外旋转、向内旋转

# 预防肩颈疼痛的肌肉锻炼（锻炼肩胛骨周围的肌肉）

## 俯卧撑+α（膝盖着地也可以）

1. 双手宽稍微大于肩宽，从侧面看手腕在肩膀垂直下方。使头部到脚踝（膝盖）成一条直线。

2. 吸气的同时，弯曲胳膊，胸部靠近床面。

3. 吐气的同时，伸直胳膊。

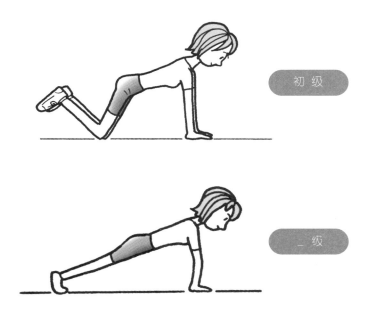

初 级

二 级

## 肩背肌拉力训练

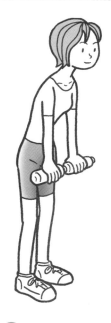 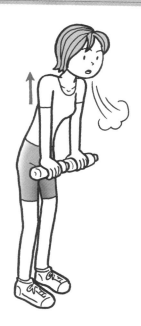

**1** 轻握哑铃（塑料瓶或轻便的木棒也可以），稍微放松膝盖，稍微前屈。双脚宽与肩宽一致。

**2** 直胳膊肘，哑铃位置在大腿前面。

**3** 肘部伸直的状态下，吐气，向头部后面，上提肩膀，然后停顿3秒。

**4** 慢慢回到原来的姿势。

**5** 重复3和4（10~20次）。

要点：肩背肌拉力与其说是提起手里的东西，不如说是有意识地去想肘部的上提和放下。

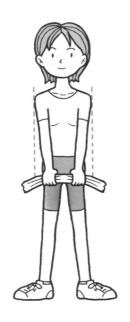 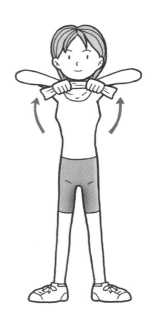

**1** 双脚宽同肩宽一致。

**2** 双手握毛巾的距离要比肩宽窄。

**3** 抬起肘部使毛巾靠近下颚。

**4** 慢慢回到原来的姿势。

> 注意不要使肘部沉下来，目标是把肘部提到耳朵的高度，毛巾到下颚的位置。

## 站式背肌训练

站着也可以同时锻炼后背、腹部、腿肚子等肌肉。想象一下
迈克尔·杰克逊的歌曲《犯罪高手》宣传录像中的姿势，
（迈克尔·杰克逊在鞋底下做了手脚）

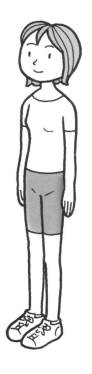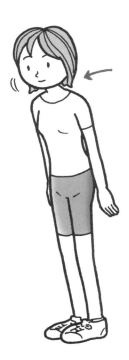

① 下腹凹陷，后背伸直站着。

② 身体成一条直线，从脚腕开始弯曲，往前倾斜（稍微抬脚
　　后跟也可以），坚持10~20秒。这一套动作做2次。

灵活地活动肩关节所必须的肌肉锻炼。

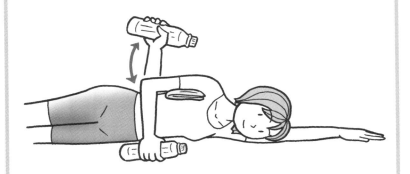

**1** 侧卧。

**2** 身体上方的肘部附近垫上卷起来的毛巾，肘部弯曲90°。

**3** 手握装满水的500毫升的塑料瓶。

**4** 从肩膀到肘部为轴扭转胳膊，抬起塑料瓶（尽量不动肩膀
与肘部）。

**5** 慢慢回到原来的位置，然后再重复做。

## 内部 · 旋转

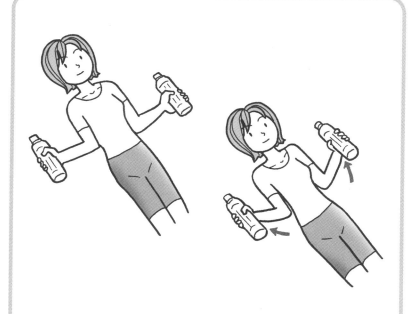

1  500毫升的塑料瓶中装满水代替哑铃，双手握塑料瓶仰卧。

2  肘部弯曲90°，紧贴腋下。

3  肘部为中心稍微抬手。

4  慢慢回到到原来的位置。

5  重复做3和4。

## 划船（坐势）

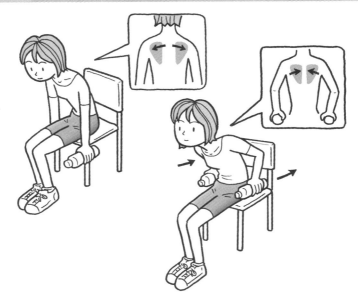

1. 浅坐在椅子上，双手握装满水的500毫升的塑料瓶，稍微弯曲肘部，后背也稍微弯曲，肩胛骨向外旋转。

2. 双脚并拢。

3. 使两侧肩胛骨挨近，肘部在身后慢慢往上抬（眼睛从地面看向正前方）。

4. 感觉要把后背所有的肌肉，集中到胸口的背面附近似的。

5. 慢慢回到到原来的位置。

6. 重复做从3到5的动作（15次为1套，做2~3套）。

## 下蹲做振臂高呼动作

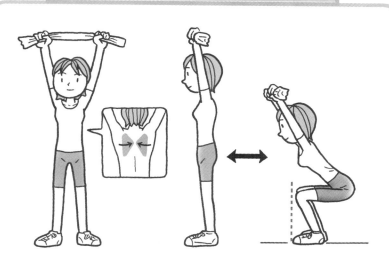

① 两脚宽比肩宽稍微大一些。

② 下腹用力使之凹陷，伸展股关节和膝盖站立。

③ 双手握轻便的木棒（或毛巾）举到头顶，这时两手距离要比肩宽大一些，轻轻地使肩胛骨靠近（向内旋转）。

④ 重心放在脚后跟上，腰部向后拉，慢慢放下臀部。这时，不要让膝盖过于往前突出（重心很好地放在脚后跟上的话，膝盖就不会过于往前突出）。

⑤ 来的时候有意识地去想伸展股关节（不是去想伸展膝盖）。

⑥ 伸直股关节和膝盖，慢慢地起身。

⑦ 重复做4到6（15次为1套动作，做3套）。

# 根据不同类型推荐的伸展运动

### ▶ 所有类型通用的训练

肩背肌拉力训练、振臂高呼动作、向外旋转运动、向内旋转运动。

### ▶ 肩膀酸痛和脖子酸痛类型的训练

划船运动、站式背肌训练。

### ▶ 后背酸痛类型的训练

斜方肌拉力训练、俯卧撑+α。

训练之前，做伸展运动时，需要注意以下几点。

提到伸展运动，很多人认为伸展运动是活动之前为了放松身体而做。但是，如果身体没有暖和就做伸展运动，会引起肌肉疼痛。

伸展运动大致可以分为两种类型。

静止状态下做的伸展活动和活动状态下做的伸展活动。

通常说到"伸展活动"时，大多数人会想到"静止状态的伸展活动"。

可是，令人吃惊的是，专家们开始呼吁，静止状态的伸展活动具有危害性。

　　简而言之，停止状态下做热身运动，运动效果会很差。

　　实际上，我在指导客人们训练时说："训练之前，不用做（静止状态下的）伸展活动也可以"。虽然没有做静止状态下的伸展活动，但是训练中没有人受过伤。而且，还能举起100千克的杠铃。

　　我不是反对做停止状态下的伸展运动，只不过是什么时候做的问题。训练以后做静止状态的伸展活动是很有必要的。

## 运动之前一边活动一边做伸展运动，效果会很好

从长远的角度来说，想要增强柔韧性，那么做静止状态下的伸展活动，会有很好的效果。但是，我不建议将静止状态下的伸展运动，作为运动比赛之前的热身运动。

大家去看棒球运动员和足球运动员的练习就会明白，他们都是一边活动一边做转身或伸展运动。

一边提臀跳跃一边扭转腰部；一边跳着走一边做拉伸全身肌肉。他们不做静止状态下的伸展运动。

这么做在提高体温的同时，可以做肌肉活动前的准备。

令人吃惊的是，在做伸展运动的过程中，很多人会受伤。这是因为，运动前在温度比较低的条件下做伸展运动，由此引起了肌肉的疼痛。特别是在寒冷的冬天，身体僵硬的时候，勉强拉伸肌肉，就会引起疼痛。

慢跑之前做一下拉伸阿基里斯腱或做屈伸运动等，不会有什么问题。但是，我指导客人们，用很慢的速度跑步的同时做拉伸肌肉的活动。不是一下子跑步，而是一边小跑一边提高体温，一边活动一边做伸展活动。

用平时跑步速度一半左右的速度慢跑，提高体温以后，再慢慢加大动作幅度，肌肉也随之慢慢舒展开。

## "因为做了伸展活动，所以不会受伤"，这只是一种错觉

最近，出现了伸展活动与受伤之间没有必然关系的数据报告：运动之前做了伸展活动所以受伤的人减少了，或没有做伸展活动所以受伤了等。

其实，为了避免受伤，做伸展活动是没有意义的。

当然，做了伸展运动以后感觉好的话，可以轻微地做一下。

但是，没必要"运动之前一定要做伸展运动"。

前面也讲过，运动之前要做的是，活动状态下的伸展运动。

请大家记住，伸展运动不是为了让身体变暖和而做的，而是等身体暖和以后再做的活动。要想"让身体暖和起来"，最好是用自己身体内部的热量，有时候根据情况也可以借助外部的热量。

据说，巴塞罗那奥运会柔道金牌得主吉田秀彦，随着年龄的增长，在提高体温的问题上遇到了困难。所以，他在训练之前一边泡热水浴，一边做伸展活动。

下面介绍的伸展运动，也要在身体变暖和以后进行。

### "后背伸展活动"

浅坐在椅子上，在膝盖下方交叉双手，后背弯曲，向后拉，坚持15秒。这样做3次。

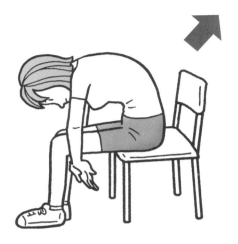

## 针对肩膀酸痛的人和脖子酸痛的人的斜方肌训练

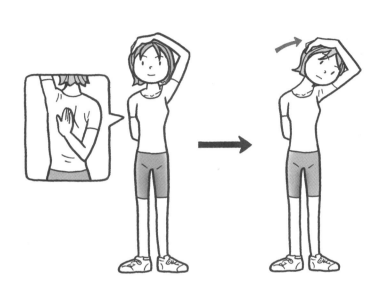

**1** 弯曲一只胳膊，使手背置于后背。

**2** 另一只胳膊也弯曲使手心置于头顶，然后向旁边慢慢伸脖子侧头。

**3** 在"感觉好"的时候，停顿15秒。这样重复做2~3次。另一侧也这样做。注意伸脖子的时候不要过于用力，使脖子感到疼痛，不要让胳膊上扬。

## 转动脖子很危险，所以需要注意

肩膀感到酸痛时，会不由地转动肩膀。同样，无意识去做的还有"转动脖子"。

虽然无意识地"转动脖子"，但是其实这是一个危险性很高的活动。频繁地"大幅度地向后仰头"，可能会引起颈椎的椎间盘突出或颈椎（颈部的骨头）变形的变形性脊椎症。

我从安全性的角度判断，"不做这个活动会更好"。所以我不指导客人们做脖子转一圈的动作。

晾衣服的时候，长时间仰望星空，或在美容院仰卧着洗头的时候，有没有感到过头晕目眩呢？

这是因为，"向上看""往后仰头"这些动作，压迫了给大脑供血的血管（颈椎动脉），引起了大脑的血液循环障碍。有的人转动脖子也会出现头晕的现象。

转动脖子的目的是拉伸僵硬的肌肉。而僵硬的肌肉在脖子的后面和侧面。所以，只是转动脖子前半部分就可以。

○正确的脖子转动→只是慢慢地转动脖子前半部分，不向后仰。

×错误的脖子转动→转一圈，用力转动。

慢慢向右转　　　　　脖子向前弯　　　　　慢慢向左转

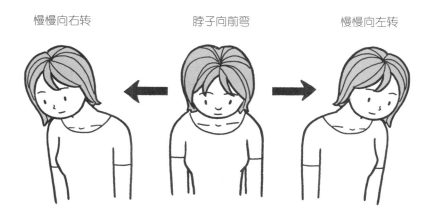

*活动脖子的时候，不要上下活动，而是慢慢地活动

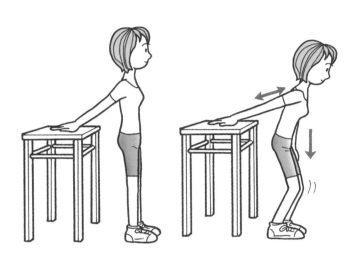

**1** 把手放到身后的桌子或椅子上（手心朝上才能更好的训练）。

**2** 在1的姿势的基础上下蹲，伸展上臂的前侧（肌肉疙瘩）。

## 针对后背僵硬类型的训练

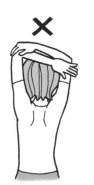 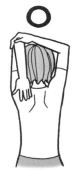 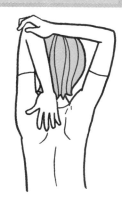

**1** 抬起想要拉伸的胳膊。

**2** 充分弯曲肘部，用另一只手握肘部或手。

**3** 用力拽肘部或手，拉伸胳膊内侧肌肉（上臂的水平下方部分）。

充分弯曲想要拉伸的胳膊的肘部，训练的效果才会明显

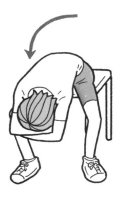

腰部的伸展

坐在椅子上，打开双腿。上身与胳膊向打开的双腿中间倒下。

## 简单的各种各样的自我按摩

按压或抓住被拉伸的肌肉时，会感到疼痛。放松肌肉以后，疼痛就会减轻。我在这里介绍几种自己就能做的按摩方法。

### "针对脖子僵硬类型的自我按摩"

脖子僵硬的人，多数是肌肉疙瘩（上臂的二头肌）拉伸了。有两种方法可以解决这个问题。

### ▶ 方法一

右胳膊的肘部到手腕放在桌子上，放松右胳膊肌肉。

用左手的手指抓或揉捏，放松右胳膊的肌肉疙瘩。

另一侧也用同样的方法。

*只是揉捏胳膊的肌肉疙瘩，不要碰肘部和肩膀关节附近。

### ▶ 方法二

右胳膊的肘部到手腕放在桌子上，放松右胳膊肌肉。

左手握拳，轻轻敲打右胳膊的肌肉疙瘩。

另一侧也用同样的方法。

## "针对后背僵硬类型的自我按摩"

后背僵硬的人，多数是上臂隆起的肌肉疙瘩外侧（上臂三头肌）拉伸了。有两种有效的方法可以解决这个问题。

### ▶ 方法一

右胳膊的肘部到手腕放在桌子上，放松右胳膊肌肉。

从右胳膊的三头肌的里面开始，用左手抓或揉捏放松。

另一侧也用同样的方法。

*只是揉捏放松肌肉疙瘩部分，不要碰肘部和肩膀关节部位。

### ▶ 方法二

右胳膊的肘部到手腕放在桌子上，放松右胳膊肌肉。

左手握拳，从外侧开始轻轻敲打右胳膊的三头肌。

另一侧也用同样的方法。

肩膀僵硬类型的人，多数人在用这两种方法时肌肉会感到疼痛。但是，请多尝试一下这两种方法吧。

如果，只有其中的一个方法令肌肉感到疼痛的话，那么就用那个方法吧。

# 有没有一种键盘会让我们不容易得肩颈疼痛

第一章里提到过，肩颈疼痛的一个重要的原因就是，办公室里的伏案工作。因此，肩颈疼痛也可以称为现代病。

以前，如果说起肩颈疼痛，通常会想到这是老年人得的病。但是，现在很多年轻人患有肩颈疼痛。这是因为，他们使用电脑的姿势，容易引起肩颈疼痛。

在健身房里，把身体肌肉锻炼得一块一块地隆起的健美的人，如果让他长时间对着小小的笔记本电脑，肩膀也会感到酸痛的。

对着电脑打字的时候，身体会向前弯曲收缩。这种姿势给脖子、肩胛骨周围、胳膊带来很大的负荷。

如今出现了一种带有"V"字弧度的键盘。从人体工程学的角度来看，使用这种键盘时，脖子、肩胛骨周围、胳膊会感到轻松。

总之，腋下留一些空隙，就会感觉舒服。

还有，尽量用大一点儿的键盘。而且，台式电脑比笔记本电脑更不容易得肩颈疼痛。

台式电脑的屏幕正对着脸部，所以减轻了脖子带给肩膀的负担。长时间用同样的姿势的时候，请经常转动肩膀吧。这样的话，还能转换心情。而且，只是做几次也会感觉不一样。

　　虽然我写的是"请转动肩膀"，但是，很多人还是转动胳膊。

　　不是转动胳膊，而是用肘部，画大的圆圈带动肩膀。用正确的方法转动才能改善肩颈疼痛。

## 选择大的电脑鼠标

除了首饰以外，日常生活物品中与肩颈疼痛有关系的还有鼠标。

如果比较左右两侧胳膊以后，发现右侧肩膀经常酸痛，那么也许就是因为鼠标引起的。在前面简单地提过，越小的鼠标越容易引起肩颈疼痛。

这是因为，根据鼠标大小的不同，握鼠标所用到的肌肉也会不同。

用小鼠标的时候，是拇指和无名指在"握"。

这时接触鼠标的是拇指、无名指和小指的指腹。

而手掌是悬浮的状态。

这样的话，拇指和无名指握鼠标的肌肉就会紧张，手掌肌肉也会感到疲劳。继而，手腕到肘部的肌肉也会感到疲劳。结果，肘部到肩部就会僵硬。这种情况是由胳膊引起的肩颈疼痛。

小小的鼠标容易引起肩颈疼痛。

手握比较大的鼠标，就像用手掌包住鼠标似的。用小鼠标和大鼠标的不同点在于，用大鼠标时手掌能够接触到鼠标。

即，不用去费"抓"的力气，所以比起使用小鼠标，大鼠标就能减少肌肉的紧张。

因此，胳膊和肩膀也会变得轻松一些。

适合自己的鼠标尺寸是，手掌大小的尺寸。

选择用手掌能够抓住不用费力的尺寸，或不会让手掌悬浮的尺寸比较好。不应该以"颜色绚丽又可爱"为理由，选择鼠标。

同键盘一样，选择从人体工程学角度考虑而设计的鼠标，我想对预防肩颈疼痛以及腱鞘炎是很有帮助的。

既然已经谈到了鼠标的话题，那么我还想说一下操作鼠标时的注意点。

操作鼠标时，如果胳膊不在桌面，悬浮的话，容易引起肩膀酸痛。

这是因为，把胳膊从桌面抬起，需要动用斜方肌等肩膀周围的肌肉。

为了防止这个问题，手腕到胳膊肘之间有个支撑的话，可以预防肩颈疼痛。

"扶手"等商品，可以在家电商店购买。

而且，手腕弯曲的状态下操作鼠标时，也会引起肩颈疼痛和腱鞘炎。

通过合理使用"腕垫"，避免手腕弯曲，可以达到预防肩颈疼痛的目的。

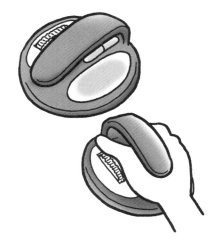

▲ 不容易得肩颈疼痛的鼠标

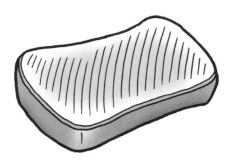

▲ 腕垫

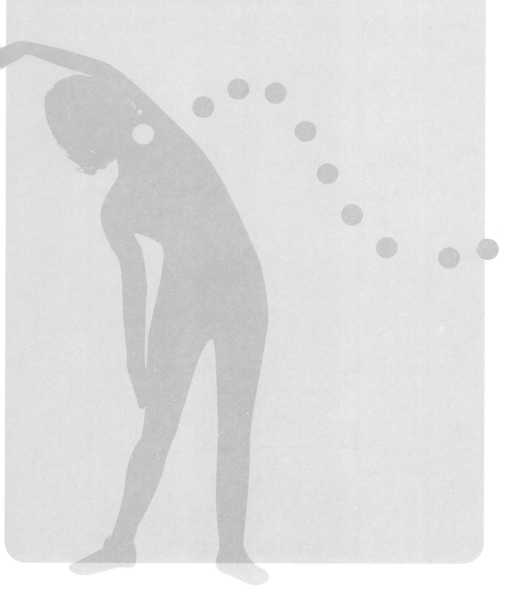

# 第五章
## 更好地解决肩颈疼痛的方法

## 不仅是肩膀，腹部也同样重要

前面章节中介绍了，通过自己的运动解决肩颈疼痛的方法，以及不容易得肩颈疼痛的身体的锻炼方法。

肩胛骨的活动对消除肩颈疼痛起到了重要的作用，但是没有正确的姿势，终究还是容易得肩颈疼痛的。

所以，这一章，主要想说明，对正确姿势起到关键作用的腹肌，尤其是，腹肌中最重要的腹横肌。

想要强化这个腹横肌的话，我推荐"收腹"运动。

"收腹"运动从两三年前开始，《健身》杂志上频繁地介绍。"收腹"运动简单地说，就是使腹部凹陷下去。

说到"凹陷"，很多人会收胃的部位。有效的收腹运动是指，用力凹陷，从肚脐往下的下腹部位。

如果"像穿紧身裤时一样收肚子+收紧肛门"，那么腰部就会变得看起来像穿了塑身衣似的。如果腹部不用力，那么姿势就会崩溃。

## 好好锻炼腹横肌

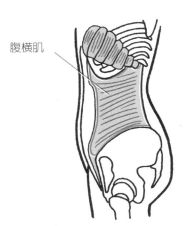

腹横肌

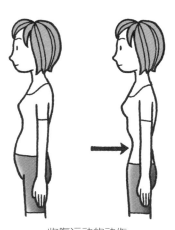

收腹运动的动作

## 在办公室里坐着也能锻炼腹横肌

"就像穿紧身裤时候似的""在厕所里憋着一样"等，每个人容易理解的比喻有多种多样。总之，下腹用力使之凹陷的就是"收腹"运动。

每个人都有腹横肌，但是姿势不好，是因为没有很好地使用腹横肌。

腰部翘起，胸部明显突出的人，因为腹肌过于拉伸，所以腹横肌的功能低下了。

与此相反，驼背的人腹横肌过于松弛，所以同样腹横肌功能也低下。

即，腹横肌正确地用力的话，骨盆也会在正常的位置；不管是腰椎前凸还是驼背，都能得到改善。

想要改善姿势，就应该锻炼腹横肌。第三章介绍过，锻炼腹肌比较容易做的办法是，仰卧状态下做收腹运动。

但是工作的时候，不能仰卧。

在办公室里坐在椅子上能做的运动是，抬起单腿的训练。

不要翘起腰部，伸直后背肌肉，一边收腹，一边抬起一条腿，然后放下再抬另一条腿。抬得越高，活动的强度就会加大。

相比抬单腿更好的方法是，坐在椅子上，不弯腰，按压桌面的训练。

具体的方法是，后背伸直，上臂贴近腋下，肘部弯曲90°。

手腕到肘部放在桌面，不弯腰，收腹，使之凹陷，同时收紧肛门。然后，用手腕到肘部的部位按压桌面。这样的话，就能感觉到腹横肌中心部位及体干部位的用力。

我想，经常勤快地做这些动作，能够很好地锻炼腹横肌。

## 在办公室里也能做的各种各样的收腹运动

**1** 伸直后背肌肉，避免腰部弯曲，收腹，抬起一条腿。抬得越高，强度就越大。

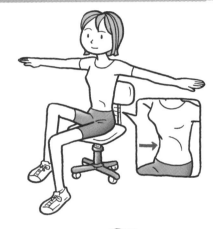

**2** 伸直后背，夹紧腋下，肘部弯曲90°。手腕到肘部的部位放在桌面上。不弯腰，收腹。收紧肛门，用手腕到肘部的部位向下按压桌面。

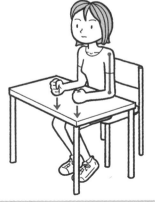

## 通过收腹运动锻炼腹肌吧

为什么说肩颈疼痛与腹肌有关系呢？比如，在做振臂高呼动作时，腹部没有用力就不能灵活地活动肩胛骨和胸骨，双手也不能伸到身后。

如果，骨盆、肩胛骨、肋骨等部位能够灵活地活动，以及腹肌也能很好地用力，那么动作姿势也会正确。如若不然，就会引起肩颈疼痛等肩膀活动的障碍。

本书的开始部分介绍了肩胛骨的活动和肩胛骨周围肌肉的锻炼方法。不过，锻炼出腹部能够很好地用力的身体，同样很重要。

收腹运动是锻炼腹部最好的运动。

## 一边触摸要活动的部位，一边锻炼吧

对不懂收腹运动的人说："腹部请用力"。他们往往会鼓起肚子。

就是像要撑开腰带似的，腹部吸入空气鼓起肚子。其实正好与此相反，应该是使腰带变宽松，使肚子凹陷下去才是。

有意识地去想腰带所在部位上的肚脐，注意使肚脐以下凹陷的力量。一边用手去摸下腹，一边收腹的话，比较容易理解。

我们这些教练员对不明白的人，也是一边触摸相应的部位，一边指导："请用这里的肌肉"。

触摸的话，就能感知肌肉的运动，所以是最容易理解的。

用力的时候肌肉会变硬，放松下来肌肉就会变软。这种差异用手触摸的话，就会明白。

收腹运动也是开始的时候一边用手触摸，一边做就比较好。

## 用自身的紧身衣收紧腹部吧

直到无法呼吸为止收腹，使下腹凹陷，然后稍微放松一点，坚持30~60秒。这个训练能够强烈刺激腹横肌。

做这个训练的话，腹部就像穿了紧身衣似的收紧。

即，腹部被腹横肌勒紧，由此内脏感觉像是要往上或往下挤出来似的。

这时候，肛门用力夹紧的话，内脏就不会往下跑，全部往上挤，去顶横膈膜。所以肺部会受到压迫，呼吸变得困难。

每天做几次这个训练，就能很好地锻炼腹横肌。

平时越是不使用腹横肌的人，做这个训练的话，会更明显地感受到腰围在短时间内一下子变细了。

腰围的变化说明，内脏回到原来该有的位置上了。

腹横肌变弱，内脏不在原有的位置的话，内脏就会因重力下沉。这样的话，下腹就会突出，腰围（肚子周围的尺寸）就会变粗。

本来，平时应该经常使用腹横肌的，但是不良的姿势导致不去使用腹横肌了。

众所周知，肌肉越是不使用，就会变得越来越弱。

所以，就造成了腹横肌越来越弱的恶性循环。

腹横肌不用力的话，头部就会向前倾斜，容易变成驼背，后背和脖子容易僵硬。

肩颈疼痛是因为不良的姿势导致的。腹横肌对防止不良的姿势起到了很重要的作用。

锻炼腹横肌最有效的方法是收腹运动。

我希望您也锻炼腹横肌，拥有一个自身的紧身衣。

## 有意识地去想自身的紧身衣吧

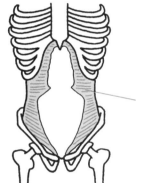

腹横肌（起到紧身衣的作用）

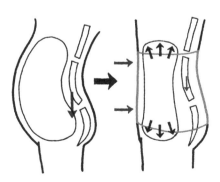

▲通过做收腹活动，内脏回到原来该有的位置，腹部也凹陷。同时也减轻了肩膀的负担。

## 站姿收腹运动

　　站着锻炼腹肌的时候，我建议，一只脚向前迈半步左右，做身体向后倒的姿势。

　　保持这个姿势做收腹运动，能活动到较多的腹横肌。而且越向后倾斜，腹部就会越用力。最好是，直到向前迈的脚的另一侧腹部

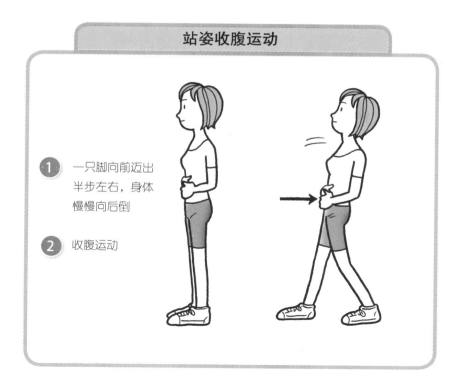

**站姿收腹运动**

① 一只脚向前迈出半步左右，身体慢慢向后倒

② 收腹运动

感到疼痛为止，向后倾斜。

　　而且，双脚交替训练。只是做一边，会失去平衡，所以双脚交替向前迈，锻炼腹部吧。

## 能够使腰部曲线变得自然的坐姿

在办公室里也是，请注意姿势，保持端坐。虽然这么说，但是再怎么注意，一不小心又会变成不良的姿势。

所以，在这里介绍一种强制执行的方法。

这个方法就是，椅子上垫一个楔形模样的坐垫。坐在上面感觉

### 使腰部曲线变得自然的坐垫

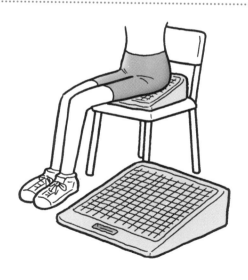

▲楔形坐垫

臀部好像要往下滑落似的。这样的话，腰部就不会弯曲。

也就是臀部后面垫高，使身体向前倾斜。

我用过自己做的这种坐垫。在上面坐很长时间，腰部也不会弯曲。所以比较容易维持很好的姿势。

坐在凳子上的时候，也要注意保持腰部的自然曲线。

原来该有的姿势、端坐的姿势，对不能很好地使用肌肉的人或肌肉无力的人来说是一种痛苦的姿势。那么，就请使用这种坐垫之类的锻炼肌肉，减轻肩颈疼痛的痛苦吧。

头部的位置，对保持端坐的姿势也很重要。

如果能有一个适合自己的头枕，那么就很完美了。但是重点在于"一定要适合自己的身体"。

从这一角度来说，新干线或飞机座位的头枕就没有多大的意义了。

与其说没有意义，不如说更多的是起到反作用。

用那些头枕的时候，是不是变成头部向前突出的姿势了？这种头枕只是一个摆设，支撑突出的头部的是自身的肌肉。

即这种头枕有可能使肩颈疼痛恶化。

如果没有坐过飞机特等舱，您也许不会明白，经济舱的座位并不会让人感到舒服。

这与家里的沙发一样。大部分沙发靠背的高度到脖子的位置。坐在沙发上不得不抬起脖子，所以对人体也是不好的。

如果不靠在沙发靠背上坐，那么腰部就会弯曲。长时间这样坐在沙发上，换做我也会肩膀周围酸痛的。

　　为了使脖子放松，把靠背高度提高到头部的位置，那么会很理想。但是，看起来不好看。但这只是从设计角度来看的问题。

## 比起看得见的腹直肌，应该更注意看不见的腹横机

本书介绍过抬杠铃的"硬拉"训练。

想要用正确的姿势抬起杠铃，需要头部到臀部像一块岩石一样；而且，腹部、腰部、背部都要用力才能抬起杠铃。

这个训练能够锻炼腹横肌和斜方肌，会使肩胛骨的活动变好，姿势也会变得好看。

所以，也不会得肩颈疼痛。

把下半身的力量转达给上半身的过程中，腹横肌起到了重要的作用。

我个人认为："腹横肌越强壮越好"。

作为锻炼腹横肌的训练，我推荐做使用杠铃的下蹲活动或硬拉运动。这种训练具有绝对的优势。

我希望，去健身房活动的人们务必尝试一下。

不去健身房，但又想用杠铃锻炼，那该怎么办呢？

对此，我推荐锻炼体干（核心）的训练。

锻炼体干(核心)的训练，虽然没有使用杠铃效果好，但是也能锻炼腹横肌。

腹横肌在人体的内部，直接摸不到，所以感觉不到是否在活动。

同时，姿势不正确的时候，腹横肌更容易被忽视。

姿势不正确=没有用到肌肉=腹横肌变弱。

如果你已经意识到自己的姿势不正确，那么现在开始训练腹横肌吧。

## 上班或等信号灯的时候做"同步训练"

站着锻炼腹肌的方法是，站立姿势的状态下使下腹凹陷。

另一种是，伸懒腰的状态下使下腹凹陷。

首先，站着也好，坐在椅子上也好，做收腹运动。然后，保持这个状态下伸懒腰。

通过收腹运动把萎缩的肌肉拉伸，再通过伸懒腰的动作提高腹部肌肉的强度。

在电车里、等信号灯的时候，随时都可以做收腹运动。等信号灯的时候可以收腹，坐电梯的时候也可以收腹，只要自己下决心想要做，每天都可以有很多的时间去锻炼下腹。

想要锻炼某个部位，即使为此特意安排时间来做也是不容易做到的。所以，我觉得，一边做别的事情，同时利用空隙做"同步训练"比较好。

我训练指导的客人中有一个人，决定只在刷牙的时间里做收腹训练。虽然每天做的时间不多，但是长期坚持下去，身体肯定会有变化。

关于腹肌、收腹运动，不管何时何地，只要有时间都可以做，所以大家一定要试一下。

## 同步收腹训练

1 站立状态下端正姿势。

2 吸气使下腹凹陷，臀部用力。

3 坚持15~30秒。

4 这套动作重复做10次。

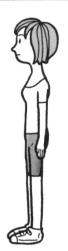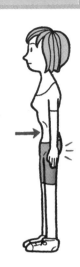

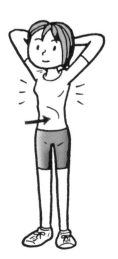

▲不管何时何地，简单地尝试一下吧

## 以不得肩颈疼痛的身体为目标

肩颈疼痛不是通过治疗来治愈的，而是自我治愈的。

接受揉捏、敲打等被动的治疗，不能从根本上解决问题。

通过自己的主动活动，才能治疗肩颈疼痛，同时也能确保不得肩颈疼痛的身体。

书中提到："尽情地活动自己的身体，才能解决酸痛"。

"尽情地活动自己的身体"的另一种说法是："按照自己的想法活动肌肉"。

为此，应该改善腹肌和肩胛骨周围肌肉的状态以及肩胛骨和胸廓的运动，学会正确的姿势。

这就是解决肩颈疼痛等身体不适的方法。

姿势正确时肩膀就会舒服。

正确活动腹部周围的肌肉，肩膀也会舒服。

肩颈疼痛也能治好，姿势也变得好看，您不觉得这是件很受益的事情吗？

为了不得肩颈疼痛的身体，请大家一定要从现在开始试一下书中介绍的训练方法。

# 结束语

这是一本介绍如何治疗肩颈疼痛预防肩周炎方法的书。

在用电脑写稿子期间，我体验了生平以来第一次有的体验——严重的肩膀酸痛。

体验了经常因为肩颈疼痛而苦恼的人们的痛苦，即认识到了"啊，肩颈疼痛原来是这样的"。

我也明白了，为了摆脱肩颈疼痛的痛苦，人们去接受揉捏和敲打的心情。

而且，也感受到肩膀僵硬的状态下，去活动身体是很难的事情。

但是，越是这样的时候，越是应该试一下书中介绍的运动方法。

一旦开始活动，身体马上就会变轻，肩膀也会舒服。自己活动身体时，能感受到随着肌肉的运动，肩膀酸痛的减轻，肩颈疼痛的消失。

顺便说一下，我也是通过活动身体解决了"严重的肩膀酸痛"。

作为专业教练的我，平时给公司职员、企业家、模特、女演员等从事各种职业的人们做肌肉训练的指导。

肌肉训练的专家，怎么想到要写关于"消除肩颈疼痛"的书呢？

这里有2个理由。

一是，希望大家了解，以为能够解决肩颈疼痛的一些行为，反而在加重肩颈疼痛。

另外，通过正确的肌肉训练和平时的自我按摩等，能够拥有不得肩颈疼痛的身体。

为此，作为教练的我所能做到的是，积极地投入工作当中，通过肌肉锻炼，减少因肌肉力量的低下或因骨质疏松而生病的患者。

那么，这样的我为什么要关注"肩颈疼痛"呢？这是我在十年教练经历中得到的假设。

即："容易引起肩颈疼痛的姿势，将来容易卧床不起"。这是因为，容易引起肩颈疼痛的姿势，同时也是容易引起腰痛和膝盖疼痛的姿势。

一旦有腰痛和膝盖痛，就不能很好地活动身体。所以，就会导致运动不足。

运动不足，又容易导致肌肉力量的低下。

这样的话，走路时就抬不了腿，容易绊倒，失去平衡。继而，就会导致卧床不起的原因之一的"跌倒"。

如果，这一假说成立，那么预防肩颈疼痛就与减少生病有关系。

"虽然只是肩颈疼痛，但是又不能不治""虽然只是肌肉锻炼，但是只有肌肉锻炼才能治好"。

身体是正直的，不会说谎的。

请大家从今天开始锻炼出不得肩颈疼痛的身体吧。

如果这本书能成为一个契机，哪怕一个人也好，很多人也好，能够解决他们的肩颈疼痛的话，我会感到很高兴。

在出版这本书的时候，我得到了很多人的帮助。

我要向对我的企划感兴趣，并且担当编辑的中轻出版社的渡边先生，以及相关的工作人员；还有工作上、生活上都给予我很多建议的日本经营教育研究所代表石原先生，表示深深的感谢！

同时，也向接受我指导的众多客人们以及教练员们表示感谢！

因为有了大家的帮助，这本书才能出版。真的很感谢大家！

最后，对总是笑着支持我的妻子表示感谢！

"谢谢！"

2013年3月

岛田弘